控糖控脂健康餐

雯婷茜子——著

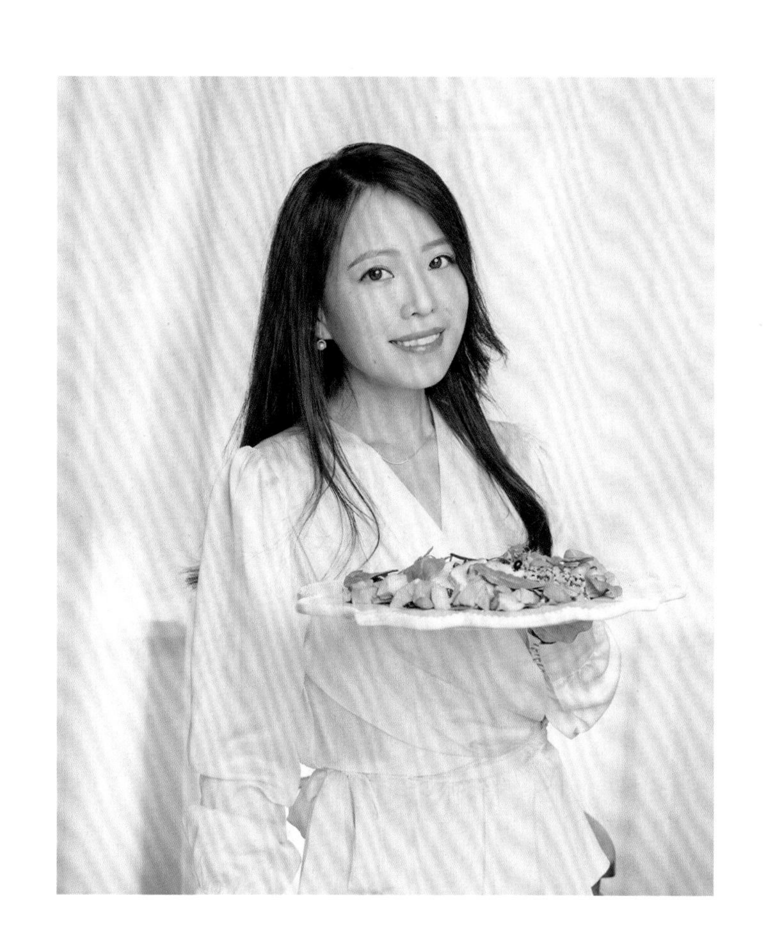

化学工业出版社
·北京·

控糖、控脂、控热量是减脂瘦身的必备戒条，但是这样的食谱应该怎么制作呢？奇亚籽、藜麦虽然好，但是怎么烹饪呢？一日三餐都吃冷冰冰的三明治和沙拉实在不是长久之计。怎么样才能既控糖、控脂、控热量，又能跟正常饮食一样呢？雯婷茜子将实验过无数次、经数千人尝试过的健康瘦身菜单带给大家，帮大家解决减脂过程中的饮食困难与营养缺失等问题，让想要健康减脂的人能持续坚持，成为生活中的健康习惯。

本书有 130 余道控糖、控脂、控热量的天然健康餐，以及针对减肥期间如何吃、营养如何搭配、哪些食材适合多吃、哪种减脂方法对身体没有伤害等健康知识，并将这些内容系统地告诉读者。本书按早餐、午餐、晚餐来分类，针对素食者、上班族、轻断食减肥者等人群设置了便当、轻断食减肥餐等，兼顾不同人群的需求和实际饮食情况，打造出适合每个人的天然减脂餐。

图书在版编目（CIP）数据

控糖控脂健康餐/雯婷茜子著. —北京：化学工业出版社，2021.7
ISBN 978-7-122-39004-2

Ⅰ.①控… Ⅱ.①雯… Ⅲ.①减肥-食物疗法-食谱 Ⅳ.①R247.1②TS972.161

中国版本图书馆CIP数据核字（2021）第076079号

责任编辑：马冰初　　文字编辑：王　雪
责任校对：边　涛　　装帧设计：子鹏语衣

出版发行：化学工业出版社（北京市东城区青年湖南街 13 号 邮政编码 100011）
印　装：北京宝隆世纪印刷有限公司
787mm × 1092mm 1/16　印张 11½　字数 300 千字　2021 年 8 月北京第 1 版第 1 次印刷

购书咨询：010-64518888　售后服务：010-64518899
网　址：http://www.cip.com.cn
凡购买本书，如有缺损质量问题，本社销售中心负责调换。

定　价：68.00 元

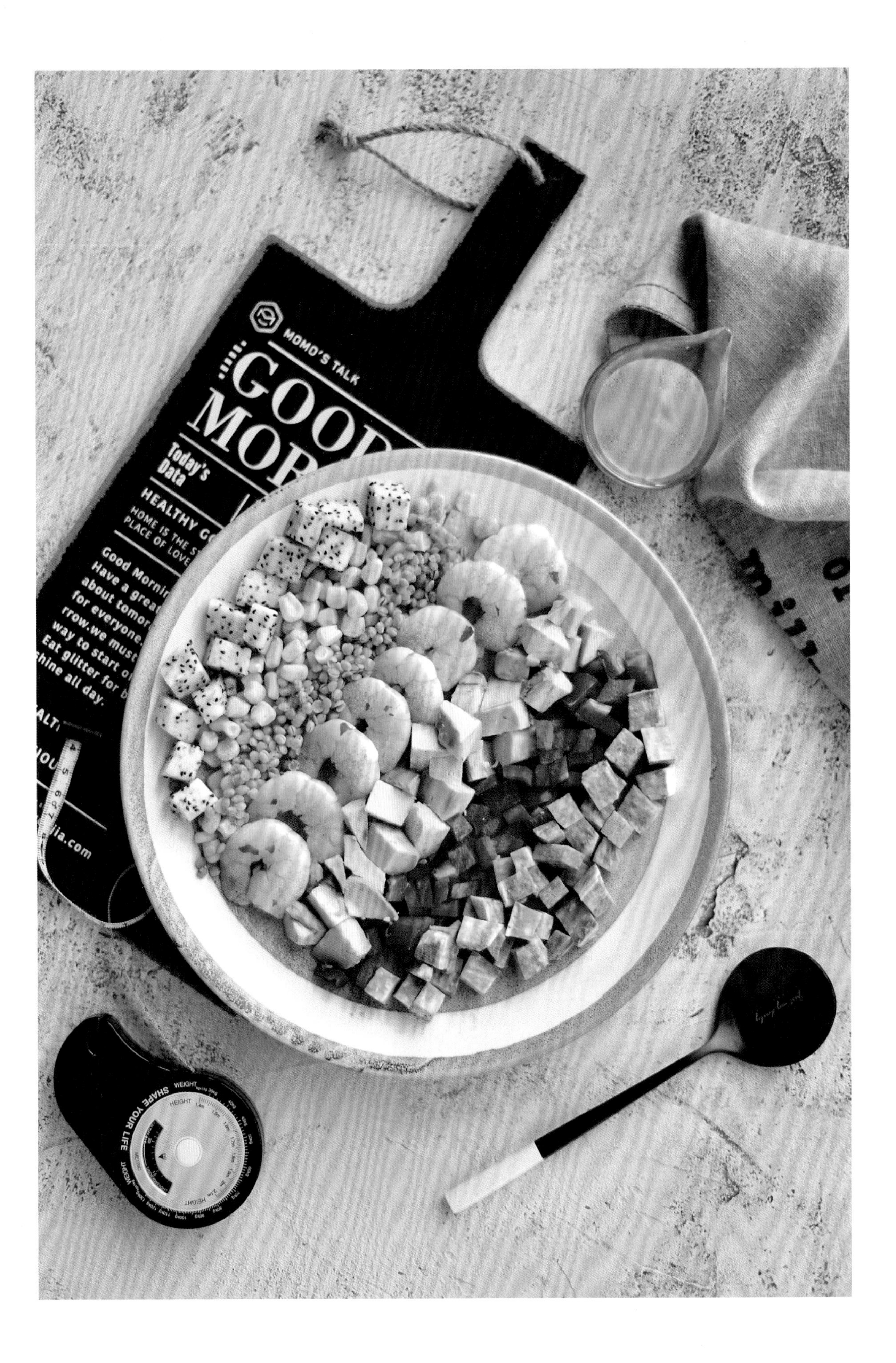
MOMO'S TALK
Today's Data
SHAPE YOUR LIFE
WEIGHT
HEIGHT

前言

瘦身曾经给我带来很长时期的困扰，因为不懂健康减重，每天只吃西红柿、黄瓜、苹果和玉米糊，虽然一段时间内体重降下来了，但是脸色却变得很差，整个人的精神状态都很不好，经常还会出现体力不支的情况，我意识到这样的减肥方法不健康，便开始了连续 10 年的瘦身研究。

减重这场持久之战，从快速减轻又迅速反弹，持续了多次，直到 30 岁那年开始制定饮食计划，终于找到自己匀速减重的节奏，前半年体重从 60 千克到 50 千克，巩固期一直维持在 43~44 千克左右，连续 6 年没有反弹。最终不仅是体重秤上的数字变小，还拥有了更年轻健康的身体、光滑润泽的皮肤、积极自信的心态。

在整个减肥过程中我都遵循着这样的饮食原则：采取优质蛋白质、低脂肪、低 GI 碳水化合物的减脂模式；每日保证新鲜蔬菜、水果、瘦肉、鱼肉、豆类、鸡蛋、乳制品、坚果的均衡摄入。

接下来将我减重不反弹、越吃越瘦的秘密武器分享给大家。

1 了解自己的基础代谢率和每日的热量消耗

只有清楚地知道自己的基础代谢率，才能测算出每日的热量消耗，再制定减脂期食谱，这样就走出了成功减重的第一步。我们可以根据适合 20~45 岁中国人的毛德倩公式来了解一下自己的基础代谢率和每日的热量消耗情况。

W= 体重（单位：千克）

基础代谢率：男 =（ $48.5W+2954.7$ ）/ 4.184

女 =（ $41.9W+2869.1$ ）/ 4.184

知道了基础代谢率，乘以下面表格对应的“活动因数”，就能算出每日的热量消耗了。

日常生活方式	不同职业和人群	活动因数
休息、平躺、坐卧为主	老年人、一些疾病人群	1.2
静态工作	办公室职员、无需体力劳动的职业工作者	1.4~1.5
坐姿生活方式为主，偶尔活动	学生、司机、装配工人等	1.6~1.7
站、走为主的生活方式	教师、家庭主妇、销售人员、服务员、接待员	1.8~1.9
重体力生活或工作方式	运动员、建筑工人、农民、矿工	2.0~2.4
有明显体育活动（每周4~5次，每次30~60分钟）		+0.3

举个例子：

丽丽年龄30岁，体重52千克，IT程序员，平时不运动，按照上面的公式可以算出她的热量消耗是多少呢？

基础代谢率：（41.9×52+2869.1）/4.184=1206（千卡/天）

丽丽是公司职员，很少运动，活动因数选表中第二行的1.4。

基础代谢率1206×1.4=1688千卡就是她的每日热量消耗的估算。

从健康角度来说，每天减少500千卡的热量摄取，再增加500千卡的运动消耗是最适合匀速减重的。也就是说，丽丽每日摄取1188千卡的热量，就能每周匀速合理减重0.5千克左右。瘦身中的重要原则：每天消耗的热量要大于摄取的热量。

2 不要单单称体重，更要看腰臀比

测量腰围最细处与臀围最宽处之比就是腰臀比。一般，女性的腰臀比超过 0.85、男性的腰臀比超过 0.90 就比较危险了。而腰围数字是可以更直观地知晓内脏脂肪是否超标的数据。女性腰围 > 80 厘米、男性腰围 > 85 厘米就要注意了，这会直接导致慢性疾病的发生率增加。

3 早餐必须吃好，坚持少吃多餐原则

早餐要增加一份优质蛋白质的摄入来维持一天的热量平衡；中餐可适量吃肉，掌握“一口肉，五口菜”的秘诀；晚餐首选鱼肉等水产品和蔬菜。

4 摄取能让自己产生“饱腹感”但能量又很低的食物

这是一个非常聪明的办法，你吃过这些食物后，给大脑的信号就是吃饱了，但是热量很低，不至于造成热量过剩导致的脂肪堆积，也会减少“饥饿感”，从而减少对其他食物的摄取。

饱腹感强热量低的配餐

<table>
<tr><td rowspan="2">早餐</td><td colspan="2">低脂酸奶、全麦面包、天然豆类、全谷物、巴旦木、燕麦片、糙米粥、银耳</td></tr>
<tr><td>水果</td><td>西柚、苹果、猕猴桃、柑橘、橙子、李子、牛油果</td></tr>
<tr><td>午餐</td><td colspan="2">西蓝花、紫甘蓝、卷心菜、生菜、芦笋、黄瓜、玉米、番茄、白萝卜、胡萝卜、土豆、红薯、紫薯、藜麦</td></tr>
<tr><td>晚餐</td><td colspan="2">羽衣甘蓝、芥蓝、花椰菜、长豆角、彩椒、秋葵、洋葱、芹菜、黑木耳、茄子、南瓜、海带、紫菜</td></tr>
</table>

5/ 一天至少要喝足 1500~1800 毫升水

喝水有助于促进身体新陈代谢，排出体内垃圾。除了从食物中摄取的汤汤水水外，早上起床吃早餐前，就可以先喝一大杯温开水；上班之后，不要忘记在上午、下午各补充 250 毫升的水；回家之后，也要记得喝上一杯水。晚餐后如果有运动，再补充一杯 300 毫升的矿物质水。

6/ 找到适合自己的瘦身运动项目，持续 3 个月，养成随时运动的习惯

如果无法每天做到固定运动，上班族最容易做到的就是快步走，每天至少 30 分钟。热瑜伽、普拉提、游泳、羽毛球和网球都是很好的选择。

当然，以上只是我自己的一些心得和长期坚持的总结，我在书中还会为不同人群设计针对他们的专属食谱，让每个人都可以找到适合自己的、最方便且最健康的膳食搭配，最终成功瘦身，身体也能有“重启”的感受。

1/ 上班族瘦身餐的巧妙方法

上班族有很多无奈，午餐很多人都是外食或者点外卖，想要吃到健康的瘦身餐其实真的不容易，所以我建议大家能自己制作午餐便当，干净卫生又能控制热量的摄入，当然我也会尽量帮助大家化繁为简，更加便于操作。

最方便且一目了然的方式是做好一周减脂餐单。提前规划这周主要的蛋白质食材、蔬菜有哪些，如果是需要处理蔬菜，如胡萝卜、莲藕、土豆、四季豆、西蓝花等，可以先切成自己想要的形状，然后水煮烫熟，沥干水分，放入保鲜盒冷藏或分装速

冻保存。这样，即使早晨快速加热翻炒，也只需要几分钟时间。

肉类的保存有太多实用妙招，比如，鸡胸肉买回后，先洗净擦干表面水分，切成小块或鸡柳条等，再按自己口味腌制，分装好放入保鲜袋冷藏或冷冻保存。如果量大的话，用记号笔或标签标注种类和分装时间。要注意的是，使用时提前取出解冻，再用煎、烤、炒的方式做熟即可。

生食的沙拉、水果，煮熟的蔬菜、肉类、米饭最好分层装盒，所以，便当盒最好是一个双层的。如果前一晚做好便当，要做到分类冷藏。米饭、素菜、荤菜不合并保存，加热时间相同的菜可以摆在同一层，加热时间较短的素菜和加热时间较长的荤菜分开加热。

2 素食者和蛋奶素食者减肥的正确吃法

素食者可以分为很多种，严格的素食者摒弃所有的动物制品，包括红肉类、禽类、鱼类（或海鲜），也不食用来自动物身体的食品，比如蛋类、奶类、蜂蜜等。

奶素食者，指喝牛奶但拒绝食用蛋类和所有肉类的人；蛋奶素食者，指不食用红肉类、禽类、鱼类（或海鲜），但食用蛋类和奶类制品；吃鱼类（或海鲜），不吃禽畜类动物的人，是鱼素食者。

其实，我们每天摄入的热量主要来自供能的三大营养物质，即碳水化合物、蛋白质、脂肪。如果不加控制地只单纯进食高糖分的水果、糖油结合的高热量甜点、裹了酱汁的重口味蔬菜，那么摄取到的热量甚至超过了有蛋白质和碳水化合物的正常饮食。所以，很多人即使吃素也越吃越胖就不会觉得匪夷所思了。

轻盈健康的体态，一定是通过均衡饮食获得，对素食减肥者的确是一个更大的挑战。以早餐进食 300 千卡为例，如果吃几块牛油，热量很快达到 300 千卡，但很快会觉得饿。如果这 300 千卡包含了豆制品、番茄、蘑菇、芝麻菜，不仅有饱腹感不容易饿，更能摄取到植物蛋白质、膳食纤维等营养素。身材胖瘦的关键，最终是一个热量的平衡，而不是吃素还是吃肉。

3 / 运动减脂人群的正确饮食方式

运动减脂人群在不同的运动时期，对身体减脂和增肌的需求有所不同，所以不同的时期要对应不同的饮食方案。

减肥初期，一般只要增加运动（无论何种运动）或减少饮食的摄取都能使体重下降。可一旦机体适应了这种变化，就进入减肥平台期了。比如，以前每周训练 3 次，平台期可以调整为每周 4~5 次， 每次 30~ 40 分钟 ，每分钟心跳次数维持在最大心率范围的 70% ~ 80%。以快走、慢跑、游泳、骑车、跳健身操等运动为主。

饮食上不光要看到自己每天摄入食物的分量，还要留意是否有一些饮食的坏习惯导致了热量的飙升。比如，爱吃果酱、番茄酱、烤肉酱和沙拉酱的你，不妨试试油醋汁和酸奶酱，因为这些看似不起眼的食物吃进肚里，每天累积的热量也足以让你跑 1 小时才能消耗掉。

减肥初期的饮食方案

①.如果有运动习惯，则每日饮水不要少于 2升

②.合理安排三餐，早餐吃高纤谷物麦片、鲜牛奶、鸡蛋、蔬菜，有助于排便和健康消除脂肪，同时也不会阻碍营养素的摄入。午餐添加一份优质蛋白质或海鲜。晚餐以新鲜的玉米、白薯、土豆、赤豆、黑豆等取代部分精白米、精白面，蔬菜要占到大部分。

③.多吃芹菜 、油菜、韭菜、圆白菜、四季豆、豌豆、茄子、甜椒、菌菇等蔬菜。也可以换着吃些番茄、黄瓜、樱桃萝卜、菠菜、芦笋、甘蓝、茼

香、生菜等。可以食用胡萝卜和甜菜根，但不要餐餐吃。

④.水果推荐草莓、樱桃、猕猴桃、梨、桃子、西柚。

⑤.下午4点可以加一顿点心，防止晚上吃过量，推荐豆浆、无糖酸奶、原味坚果。

⑥.鱼、虾、贝类等水产品是晚餐肉食的首选，因为蛋白质含量高、热量和脂肪含量低，如果晚餐要吃肉，全部应去皮食用，禁止吃肥肉。

减肥中期，可以调整训练计划，加大运动强度和控制热量的摄入。如果减肥前期只靠同一种有氧运动减肥，如跑步、游泳，此时便可尝试再加入一种运动或是换一种新的有氧运动，并且加入局部的无氧运动，如仰卧起坐、举哑铃。“有氧＋无氧”可以提高人体的新陈代谢率，令热量的消耗提高，减低人体保护功能对热量下降的适应性，可以有效缩短减肥平台期的时间。

另外需要注意的是，运动后要尽快用餐，最好是30分钟后补充容易吸收的碳水化合物和优质蛋白质，迅速补充糖原储备，为肌肉增长补充能量，提高身体的瘦体重。

4 / 想要轻断食的人群必须要知道的事

5：2轻断食，是指一周中选2天的不连续日，女性一天只摄取500千卡热量，男性一天只摄取600千卡热量，只吃早餐和晚餐，其余5天照常饮食。本书中有详细的配餐单和制作方法供大家参考。

第一次尝试轻断食你必须知道的事

食量特别大的人尽可能从6：1开始，也就是前期在一周中选择1天低热量进食，找到身体能承受的方式，量力而行，实在饿得难受就泡一点燕麦麸牛奶喝。

女性采取轻断食应尽量避开生理期，与男性不同，断食会造成女性体内激素起伏，导致情绪波动及食欲的变化，体重也会因为水分堆积很难判断断食成效。研究显示，经期结束后的第五天是开始减肥计划的最佳时期，也是考虑轻断食的最好时刻。

尽量选择你一周中最忙碌的2天进行轻断食，可以一天是周二，一天是周五，不要连续进行。如果你的工作需要不停吃喝来解压，就选择轻松没压力的日子进行轻断食。工作日进行2天轻断食后，周末也不要马上恢复吃香喝辣的饮食，否则前一周的努力很快白费。

断食后恢复饮食的那一顿很重要，不要一开始就大吃大喝，可以喝点燕麦米粥，慢慢地吃，要一点点恢复进食。

不适合轻断食的人群：备孕期女性、孕妇、哺乳期妈妈、瘦弱和营养不良的人，以及有胃炎、胃溃疡等胃肠疾病患者或有暴食或厌食症的人群。

瘦身要把它当成日常生活的一个好习惯来培养，而不是用强制手段瘦下来又马上反弹回去。多年的实践以及帮助上千人成功减重的经验让我有了写这本书的想法，同时也将自己执行多年的“低碳水、高蛋白、高纤维、抗糖化、抗氧化”的瘦身饮食原则和健康食谱分享给大家。

希望我们的每一天都璀璨耀眼。

目 录

第一章 开启年轻密码的低热量轻食早餐

第一章 开启年轻密码的低热量轻食早餐 001
4 款全麦杂粮面包花样套餐 003
猕猴桃酸奶杯 + 芦笋芝士溏心蛋 007
玉米青豆鸡肉法棍卷 + 蓝莓酸奶杯 + 薄荷牛奶滑蛋 009
三文鱼酸奶酱麦麸贝果 + 蘑菇鸡胸牛油果酱贝果 + 百合红枣红豆薏米糊 011
4 款瘦腹瘦腿美容蔬果汁 012
菌菇滑蛋 + 全麦面包配自制低卡草莓酱 + 香蕉杏仁苹果奶昔 015
4 款美翻天的代餐思慕雪碗 017
鸡蛋的 4 种推荐吃法 018
番茄培根鸡蛋卷 + 豆浆面包 + 麦片酸奶杯 021
低糖燕麦香蕉松饼 023
抹茶燕麦椰香松饼 023
麦片的 4 种创意搭配 024
低脂低卡的油醋汁和蘸酱 027
蜂蜜洋葱苹果渍烤鸡胸肉 + 鹰嘴豆 + 油醋汁沙拉 029
燕麦麸酸奶蛋糕 + 红腰豆玉米沙拉 031
鸡胸肉的 4 种美味吃法 033
牛油果的 4 款营养搭配 037
茯苓芡实莲子红豆祛湿消肿汤 041
赤小豆薏米山药祛湿健脾汤 041
低盐彩蔬荞麦面 043
南瓜胡萝卜松子精力汤 045
豌豆西蓝花菠菜腰果精力汤 047

第二章

请认真对待你的每一顿午餐 049

四季低脂营养午餐便当 050
五彩牛肉卷饼 055
泰式虾仁鸡肉甜椒米卷 057
坚果三文鱼配沙拉菜 059
牛肉土豆黑豆主食沙拉 061
香草胡萝卜烤鸡腿 063
香菇蒸豉汁排骨 065
清炖牛肉面线 067
美肌柠檬海鱼配杂蔬 069
韭菜虾仁炒蛋 071
黑豆枸杞黄焖鸡块 073
胡萝卜羽衣甘蓝鸡排黑米手卷 075
洋葱番茄慢炖牛肉 077
菜花炒饭 + 茄子沙拉 079
烤南瓜彩椒素汉堡 081
西芹腰果炒胡萝卜 + 黑豆糙米饭 083
紫米什锦蔬菜石锅拌饭 085
时蔬豆腐虾仁魔芋酸汤面 087
紫薯虾仁小扁豆彩虹沙拉 089
墨西哥牛油果藜麦饭 091
黄瓜红彩椒三色虾仁 + 椰丝薯泥草莓甜心 093
芦笋豌豆苗燕麦虾球 095
西葫芦肉末芝士土豆饼 097

第三章

快手低脂晚餐原来这么简单 099

4 款低糖水果冷泡茶 101

牛肉粒抱子甘蓝杂粮饭 103

鸡肉蘑菇碧绿白菜卷 105

蒜蓉茄子菜花烤虾 107

墨西哥风味玉米青豆牛肉塔可 109

芦笋炒杏鲍菇蒸小米饭 111

西葫芦燕麦麸鸡肉饼 113

西班牙海鲜饭 115

花胶瑶柱枸杞鸡汤 + 黑豆饭 + 西芹胡萝卜 117

百合腐竹猪腱汤 + 紫米核桃红豆粥 119

茄汁山药慢炖牛尾 + 小米饭 + 蒜蓉豆角 121

桂枣花生当归羊肉汤 123

照烧鳕鱼饭配西蓝花 125

墨西哥辣酱蒸龙利鱼配彩椒黑木耳 127

牛肉蘑菇菠菜丸子 129

瑶柱芦笋青酱意大利面 131

第四章

4 周轻断食每天 600 千卡 133

周二早餐：西蓝花玉米面包比萨 + 牛油果奶昔 135

晚餐：虾仁番茄青豆通心粉 137

周四早餐：紫米藜麦虾仁牛油果卷 + 紫甘蓝虾仁沙拉 + 玉米杏仁汁 139

晚餐：金针菇番茄豆腐烩鱼片 141

周二早餐：香煎三文鱼芦笋 + 无糖酸奶蒸糕 143

晚餐：蒜蓉芦笋开边虾 + 南瓜藜麦饭 145

周四早餐：吐司芦笋卷 + 无糖黑芝麻豆浆 + 鸡蛋牛油果 147

晚餐：黄瓜鸡肉寿司卷 + 海带豆腐味噌汤 149

周二早餐：蒸南瓜 + 鸡胸肉小菠菜沙拉 + 奇亚籽麦片粥 151

晚餐：虾仁坚果豌豆苗 + 蒸玉米 153

周四早餐：青豆玉米鸡肉肠面包 + 溏心鸡蛋 155

晚餐：芦笋牛排配芒果莎莎酱 157

周二早餐：全麦面包青豆虾仁太阳蛋 + 松子南瓜汤 159

晚餐：彩椒苦苣金枪鱼沙拉 + 黑麦面包 161

周四早餐：核桃奶酪面包 + 鸡蛋草莓沙拉 + 无糖豆浆 163

晚餐：茄汁三文鱼螺旋意大利面 165

1

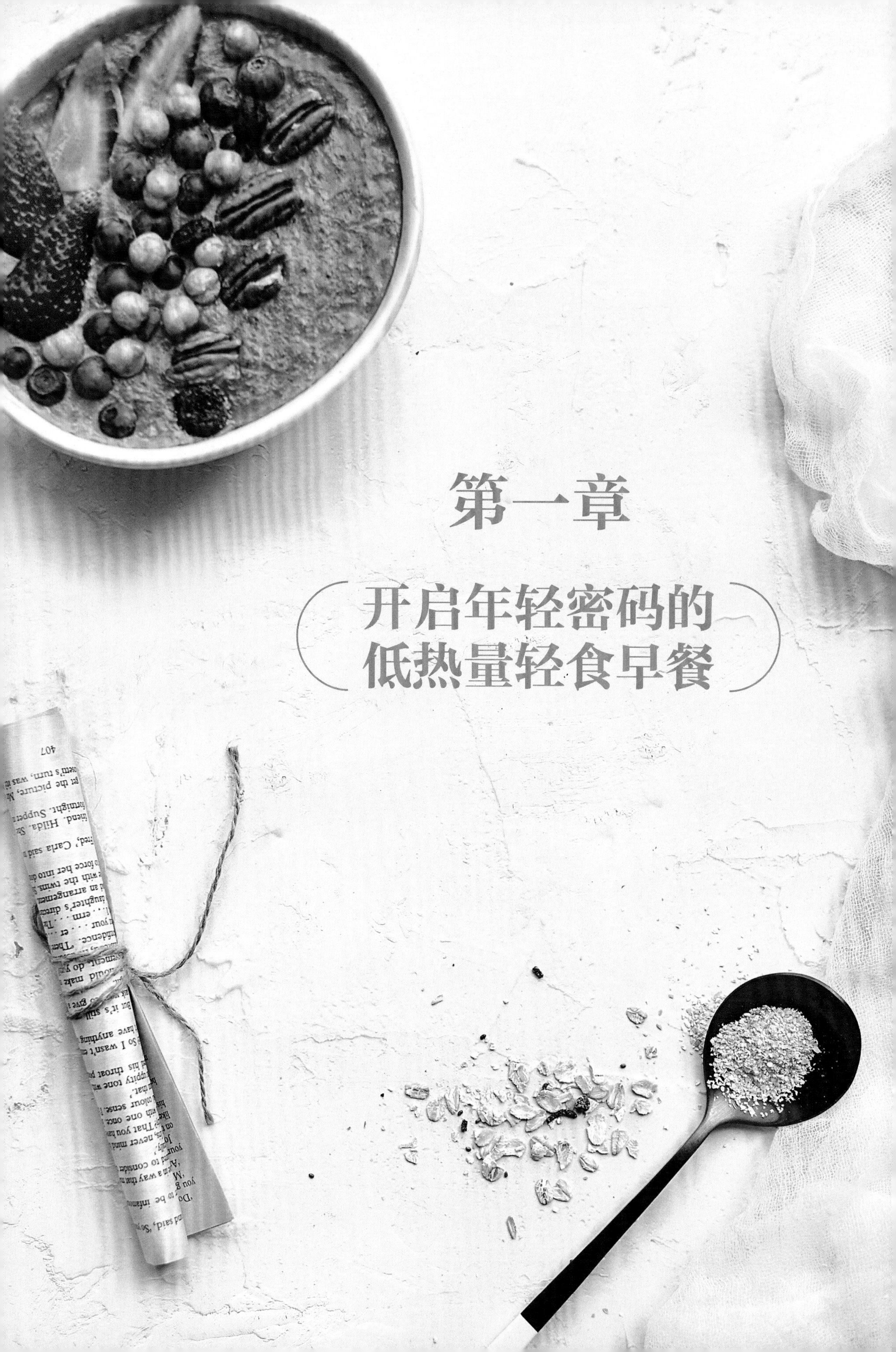

第一章

开启年轻密码的低热量轻食早餐

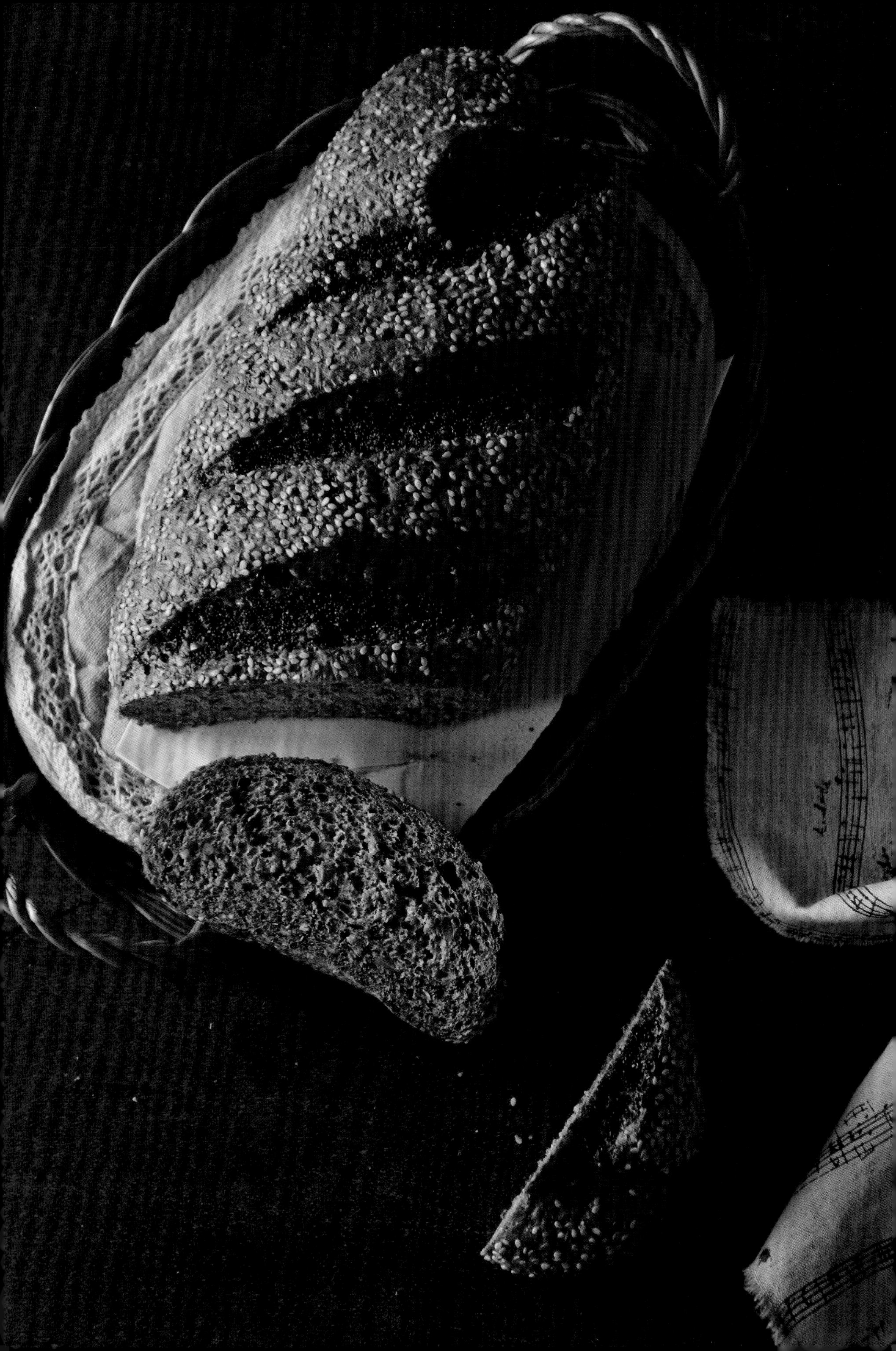

4 款全麦杂粮面包花样套餐

说到自制全麦杂粮面包的各种花样吃法，要先来说说为什么推荐口感不那么讨喜的杂粮面包，而不是添加了大量黄油和面包改良剂的面包。现代人的饮食中已经有太多精细食物，使得热量、脂肪的摄入超标，膳食纤维摄取严重不足，不健康的饮食方式及日益久坐不动的生活方式，导致肥胖症和糖尿病的发病率都在逐年上升。其实从改善早餐主食开始，就能预防一些慢性疾病。

比如将餐桌上的白面馒头换成黑麦莜面馒头，将酥皮菠萝包、肉松蛋黄酱面包换成杂粮坚果面包，将白粥、油条换成黑豆黑米杂粮粥、鸡蛋和烫青菜，坚持一段时间，不仅皮肤变好，体脂率也会下降。自己做的杂粮面包还可以随意添加其他食材，味道也比外面卖的好吃很多。

吃用全麦、小麦粉、燕麦、亚麻籽、南瓜子等原料制成的面包，用橄榄油替代黄油，这样的杂粮面包对比普通面包含有更加丰富的膳食纤维、矿物质和维生素 E，升糖指数也会更低。

如果没有时间自制全麦杂粮面包，也要尽可能在面包店购买健康低脂的杂粮面包或者没有夹馅的欧式面包。下面展示这类面包的 4 种不同吃法，一点也不会单调。

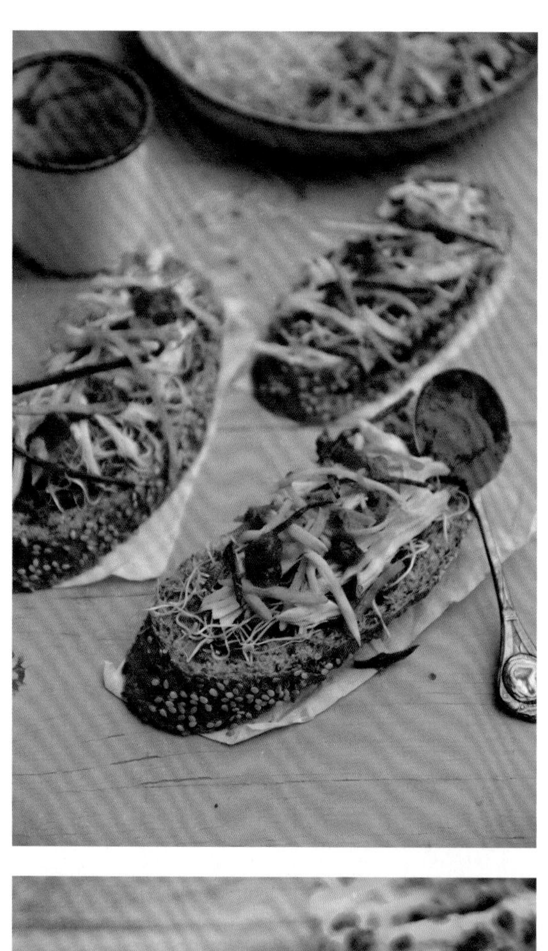

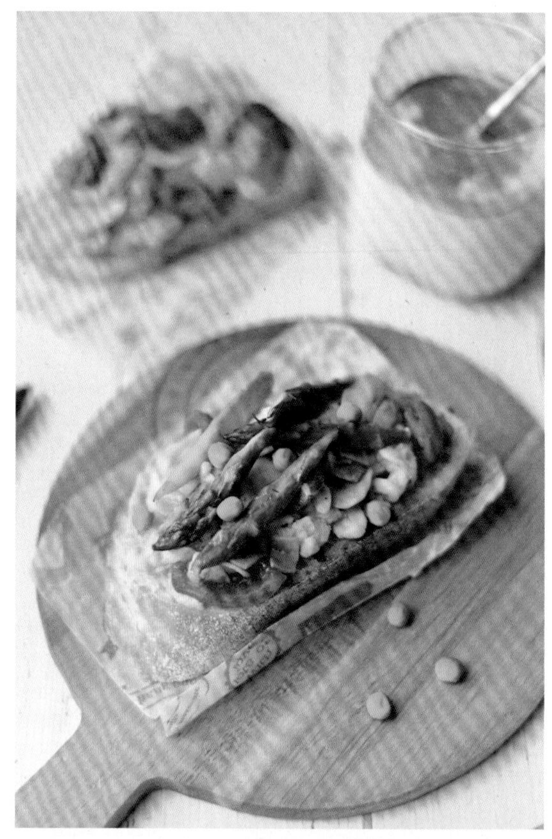

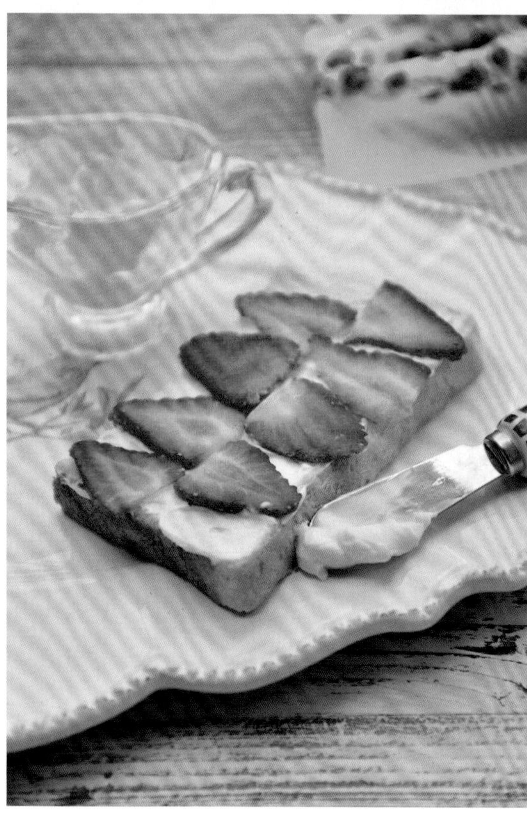

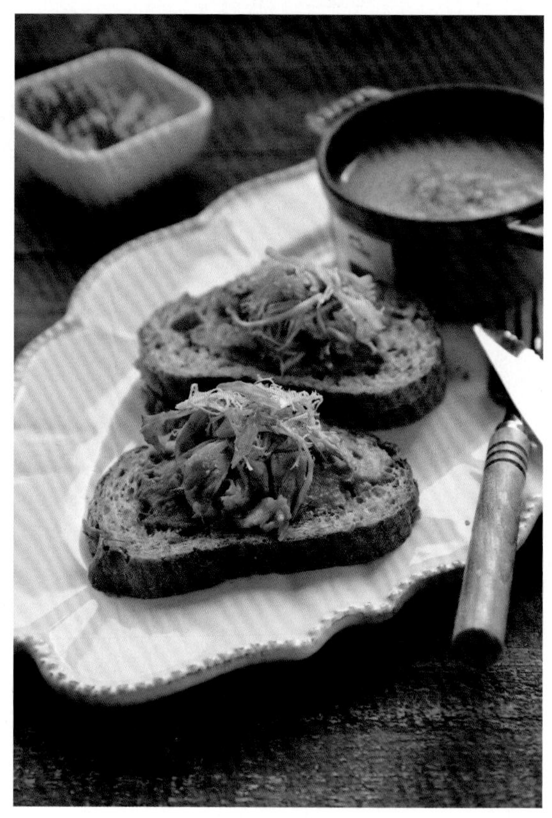

芝麻杂粮面包 + 鸡胸肉甜菜根胡萝卜丝沙拉

235 千卡

做法

1. 芝麻杂粮面包切成薄厚均匀的 3 片。
2. 50 克鸡胸肉用中火恒温煮 15 分钟取出，撕成小条备用；20 克胡萝卜切丝，20 克甜菜根切丝，苜蓿芽适量。
3. 将所有食材用自制番茄酱拌匀，放在杂粮面包片上即可。

全麦橄榄面包 + 樱桃番茄蘑菇芦笋炒培根鸡蛋

369 千卡

做法

1. 全麦橄榄面包切薄片，8 个樱桃番茄切两半，3 朵蘑菇切片，1 个鸡蛋打散，1 片培根切碎放入蛋液中，芦笋切小段。
2. 平底锅放 1 小勺橄榄油，放入培根蛋液快速翻动炒熟，盛入盘中；锅中再放入蘑菇、芦笋、樱桃番茄炒熟，加海盐、黑胡椒粉调味即可。
3. 面包片上放一层培根鸡蛋、一层炒熟的蔬菜。可搭配杏仁奶酪、松子、1 杯抹茶牛奶食用。

全麦吐司 + 酸奶油 + 草莓

298 千卡

做法

1. 全麦吐司片切掉面包边，抹一层酸奶油。
2. 加上切片的新鲜草莓（也可以放入你喜欢的任何水果，如牛油果片、提子、蓝莓等）。
3. 早餐搭配一个水煮鸡蛋和一杯燕麦牛奶会更好。

黑麦面包 + 三文鱼牛油果泥 + 南瓜汤

345 千卡

做法

1. 选 100 克新鲜三文鱼洗净后擦干水，两面分别撒上海盐、黑胡椒粉。
2. 不粘锅放 1 勺橄榄油，将三文鱼两面各煎 2 分钟，用筷子撕成小鱼片备用。
3. 黑麦面包切片，抹一层酸奶油、一层新鲜牛油果泥，放入三文鱼，加一些沙拉叶即可。早餐搭配一份蘑菇浓汤或南瓜浓汤就是营养丰富的早餐了。

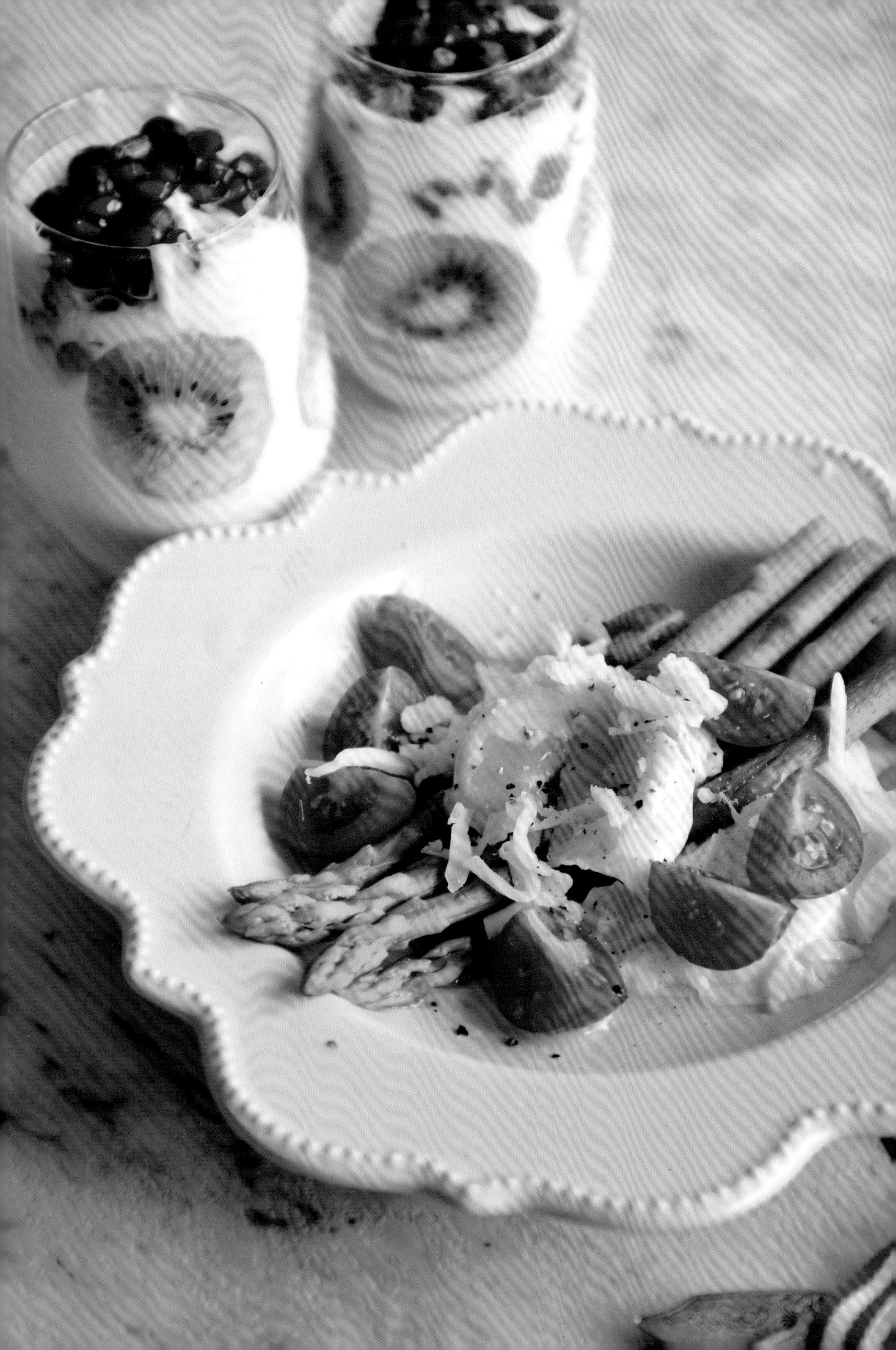

猕猴桃酸奶杯 + 芦笋芝士溏心蛋

猕猴桃酸奶杯

食材

无糖酸奶 120 克
猕猴桃 1 个
石榴 2 勺
蓝莓 10 颗
奇亚籽 1 勺

做法

1. 猕猴桃去皮切片，贴在杯壁装饰。
2. 倒入无糖酸奶，在上面撒一勺奇亚籽。
3. 依次放入石榴、蓝莓。

芦笋芝士溏心蛋

食材

芦笋 6 根
鸡蛋 1 个
樱桃番茄 8 颗
马苏里拉芝士 5 克

调料

橄榄油 5 毫升
海盐适量
黑胡椒粉适量

做法

1. 水烧开，打入鸡蛋煮 3 分钟至溏心状态。
2. 平底锅中加橄榄油，将芦笋在平底锅中小火煎熟，撒适量海盐和黑胡椒粉调味。
3. 装盘，将芦笋摆整齐，放上切好的樱桃番茄、溏心鸡蛋，撒一些马苏里拉芝士，趁热食用。

总热量：428 千卡

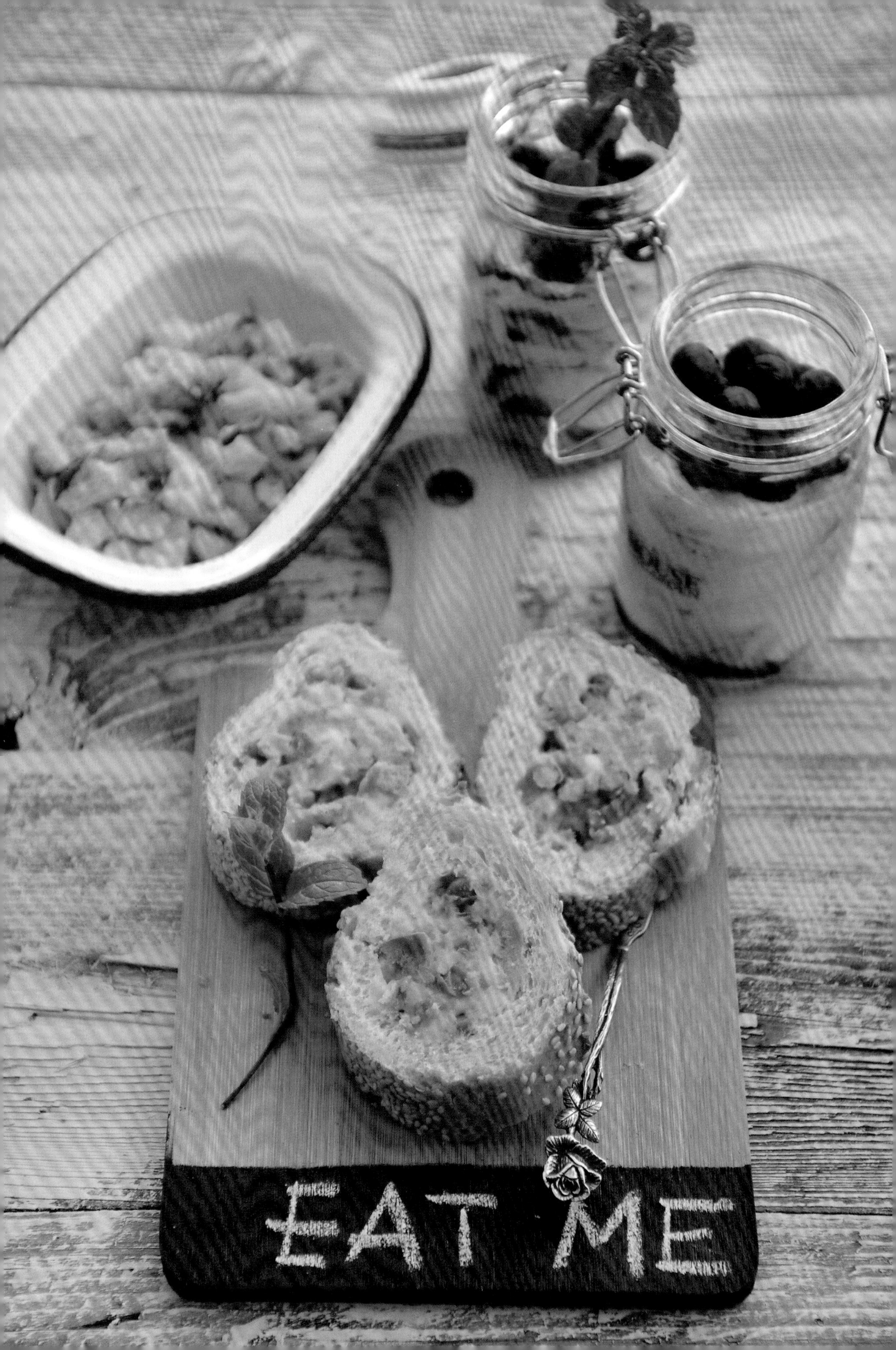
EAT ME

玉米青豆鸡肉法棍卷 + 蓝莓酸奶杯 + 薄荷牛奶滑蛋

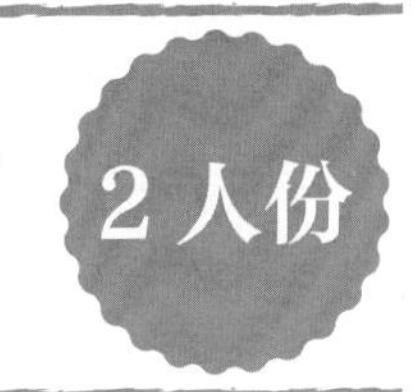

玉米青豆鸡肉法棍卷

（法棍卷里面藏着蔬菜、奶酪、鸡肉，一口咬下酥脆的法棍，里面的土豆泥、胡萝卜泥、青豆和奶酪混合的香气，真的让人超满足！）

食材

小法棍 1 根
鸡胸肉 60 克
青豆 20 克
胡萝卜粒 20 克
土豆泥 30 克
马斯卡彭奶酪 20 克

调料

香草粉适量
海盐适量
黑胡椒粉适量
橄榄油适量

做法

1. 将小法棍切成两段，用勺子将里面挖空，留下外皮。
2. 将胡萝卜粒和青豆烫熟。
3. 鸡胸肉切成小粒，撒香草粉、海盐、黑胡椒粉拌匀，放入平底锅低温炒熟。
4. 接着加入马斯卡彭奶酪，加青豆、胡萝卜粒、土豆泥，全部拌均匀。
5. 将馅料填入面包中，放入预热 150℃的烤箱中低温烘烤 15 分钟。
6. 最后切成片状即可食用。

蓝莓酸奶杯

食材

蓝莓酱 1 大勺
希腊酸奶 100 克
即食燕麦片 2 大勺

做法

1. 准备透明的玻璃杯，加入一半的希腊酸奶。
2. 撒一层即食燕麦片，再加入余下的酸奶。
3. 顶部盖上 1 大勺蓝莓酱，用牙签搅拌一下，使之呈现漂亮的紫色纹路。

薄荷牛奶滑蛋

食材

鸡蛋 2 个
牛奶 20 毫升

调料

海盐适量
橄榄油 1 勺
薄荷叶适量

做法

1. 鸡蛋打入碗中，加入牛奶、海盐调匀。
2. 平底锅加 1 勺橄榄油，放入鸡蛋液，低温小火将鸡蛋液炒至熟嫩软滑，撒几片薄荷叶装盘。

总热量：369 千卡 / 人

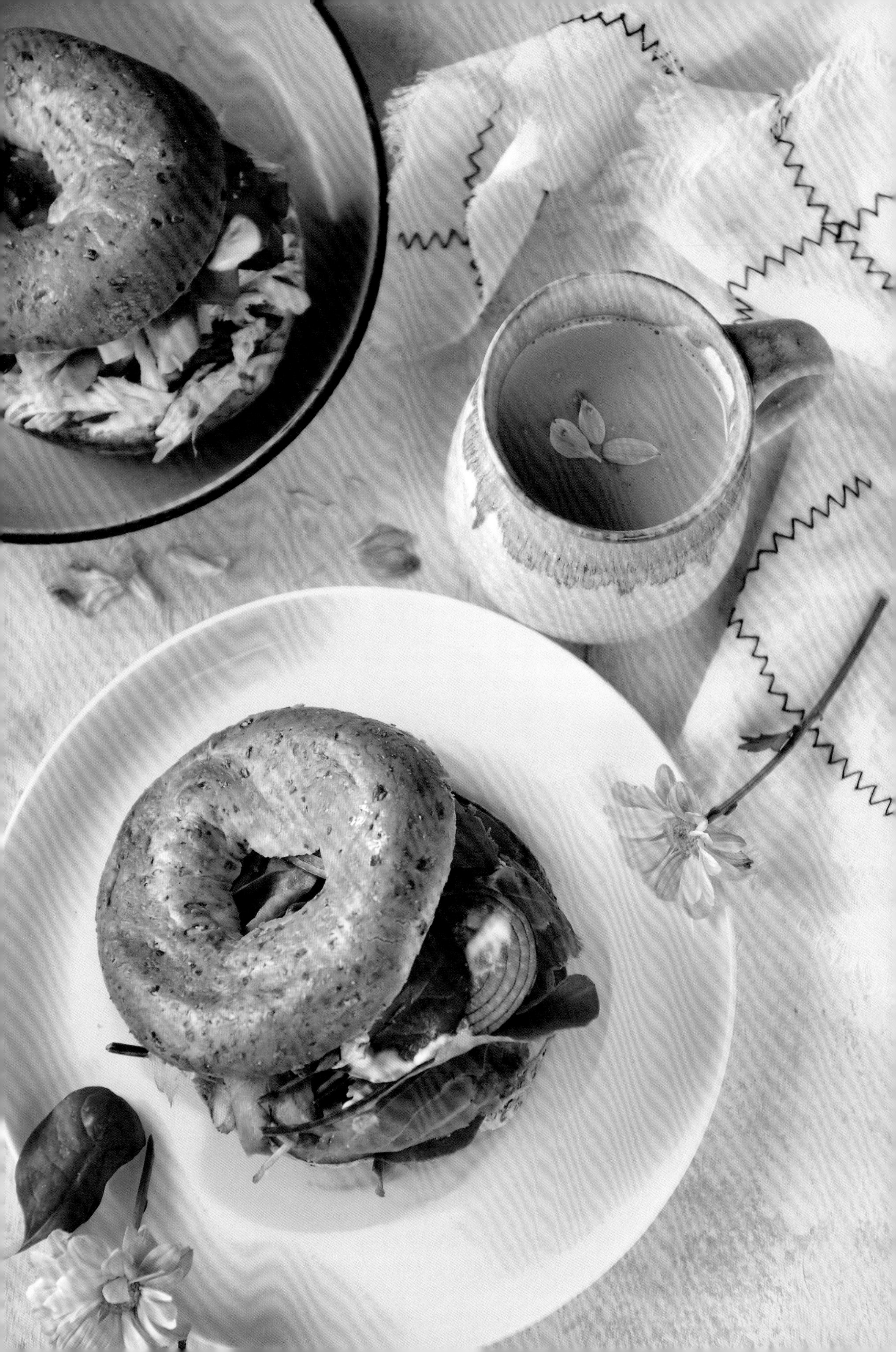

三文鱼酸奶酱麦麸贝果 + 蘑菇鸡胸牛油果酱贝果 + 百合红枣红豆薏米糊

低脂低 GI（血糖生成指数）的麦麸贝果搭配烟熏三文鱼或鸡胸肉，做了酸奶酱和牛油果酱两种口味。
饮品是祛燥润肤助眠的百合红枣红豆薏米糊（1 杯 50 千卡左右）。

三文鱼酸奶酱麦麸贝果

搭配米糊总热量：329 千卡

食材

麦麸贝果 1 个
烟熏三文鱼 20 克
芝麻菜 15 克
洋葱 4 片

酸奶酱

无糖希腊酸奶 20 克与适量黑胡椒粉、欧芹碎拌匀。

做法

1. 贝果横着切开，抹上一层酸奶酱。
2. 放入烟熏三文鱼、芝麻菜、洋葱，再淋上一层酸奶酱即可。

蘑菇鸡胸牛油果酱贝果

搭配米糊总热量：386 千卡

食材

麦麸贝果 1 个
水煮鸡胸肉 60 克
大平菇 1 朵
芦笋 1 根

牛油果酱

无糖酸奶 30 克、牛油果 1/4 个与适量黑胡椒粉、海盐拌匀。

做法

1. 贝果横着切开，抹上牛油果酱。
2. 大平菇切片，芦笋切小段炒熟，水煮鸡胸肉撕成条，拌入牛油果酱中，在贝果夹层依次放入食材即可。

百合红枣红豆薏米糊

食材

红豆 15 克
炒薏米 15 克
小米 10 克
百合 10 克
红枣 1 颗（去核）

做法

将所有食材放入料理机，加适量水，搅打成一杯香浓的米糊。

营养贴士 贝果烘烤后会产生特殊的韧性和口感，越嚼越香。相较于白米饭而言，贝果的 GI 值也比较低，不会造成血糖急速上升，对于正在控制体重的朋友来说，是很棒的主食选择。一个贝果差不多 80 克，吃到 2/3 就很有饱腹感了。

4 款瘦腹瘦腿美容蔬果汁

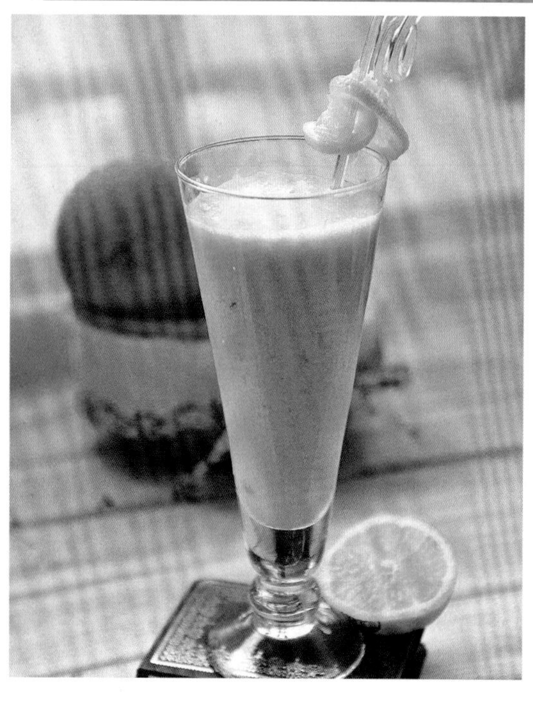

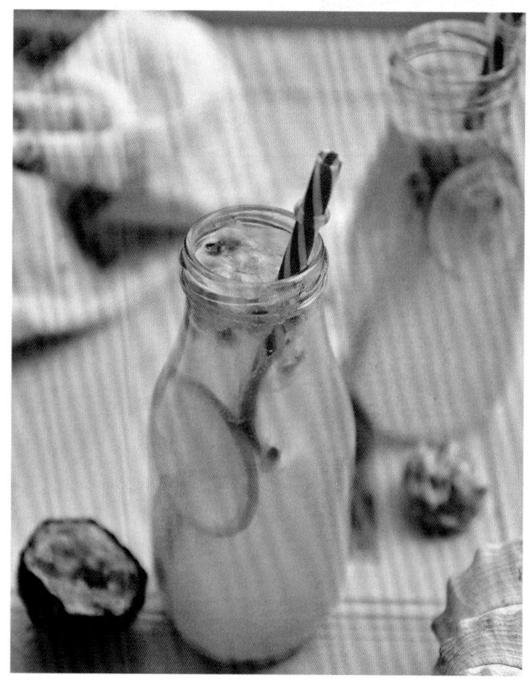

甜橙柠檬苹果生姜汁

36 千卡 / 人（2 人份）

食材 苹果 2 个、甜橙 1 个、柠檬 1/2 个、生姜末 10 克、纯净水 200 毫升

做法

1. 甜橙取出果肉，苹果洗净、去核、切小块，均放入料理机中。
2. 柠檬挤汁，倒入生姜末、纯净水。
3. 高速搅打后倒入果汁杯里马上饮用。

营养贴士 加入柠檬汁可以防止苹果汁氧化，生姜末添加在蔬果汁中适合体寒的人群，暖身祛湿的同时，加快身体的基础代谢。

百香果青柠气泡水

23 千卡 / 人（4 人份）

食材 百香果 8 个、小青柠 1 个、蜂蜜 1 勺、气泡水 300 毫升

做法

1. 将百香果切开，里面的果肉全部舀入大玻璃瓶中。
2. 在瓶中倒入蜂蜜，挤入青柠汁，倒入气泡水，混合均匀即可。

营养贴士 百香果富含天然维生素 C，维生素 C 的含量比橙子还要高 8 倍，且含 β－胡萝卜素、番茄红素、可溶性膳食纤维等对人体有益的成分，用这样的健康饮品代替含糖的碳酸饮料，更易养成易瘦体质，有益肠道健康，延缓衰老。百香果要买皮略微有些皱的，汁水会更饱满，香气也更浓郁。

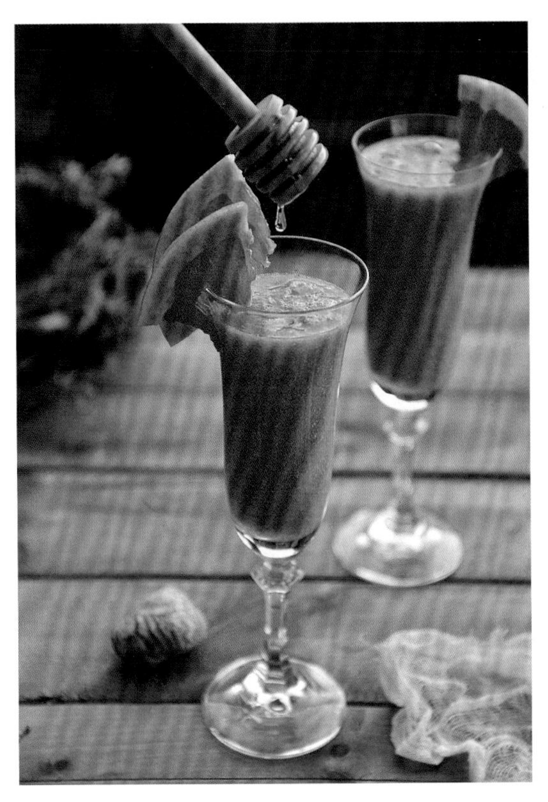

蜜桃西柚胡萝卜美肤瘦腹果汁

43千卡／人（2人份）

食材 水蜜桃1个、西柚1个、胡萝卜20克、纯净水100毫升、蜂蜜适量

做法

1. 水蜜桃洗净切块，西柚去外皮取出果肉，胡萝卜连皮切小块。
2. 将所有食材和纯净水放入料理机中高速搅打，最后可按个人喜好加一点蜂蜜调味。

营养贴士 西柚含糖少，富含维生素C和膳食纤维，非常适合减脂期食用。水蜜桃含多种果酸以及钙、磷等元素，铁含量仅次于樱桃，搭配西柚不仅美肤瘦腹，还能中和西柚的苦味。

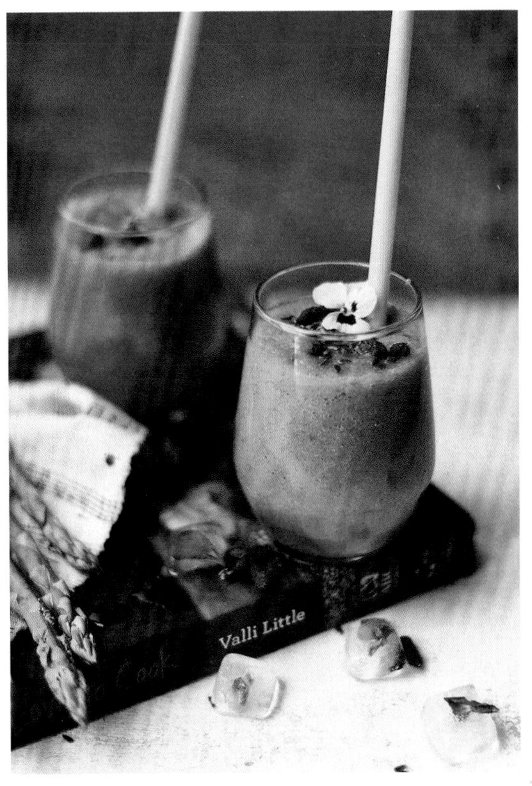

猕猴桃芦笋西芹美肌抗压饮

56千卡／人（2人份）

食材 猕猴桃3个、芦笋2根、枸杞子10粒、亚麻籽适量、西芹20克、纯净水100毫升

做法

1. 猕猴桃去皮切块，芦笋、西芹切段备用。
2. 将以上食材放入料理机，加入亚麻籽、纯净水，高速搅拌。
3. 倒出果蔬汁，表面撒枸杞子、亚麻籽，可用三色堇装饰。

营养贴士 猕猴桃选甜度高的品种，芦笋选新鲜有机芦笋、表面撒的枸杞子、亚麻籽，干嚼更有利于吸收。这杯绿色活力果蔬汁抗氧化，可保护心血管，预防慢性疾病，最适合减肥瘦身人士、上班族和经常熬夜、压力大的人群。

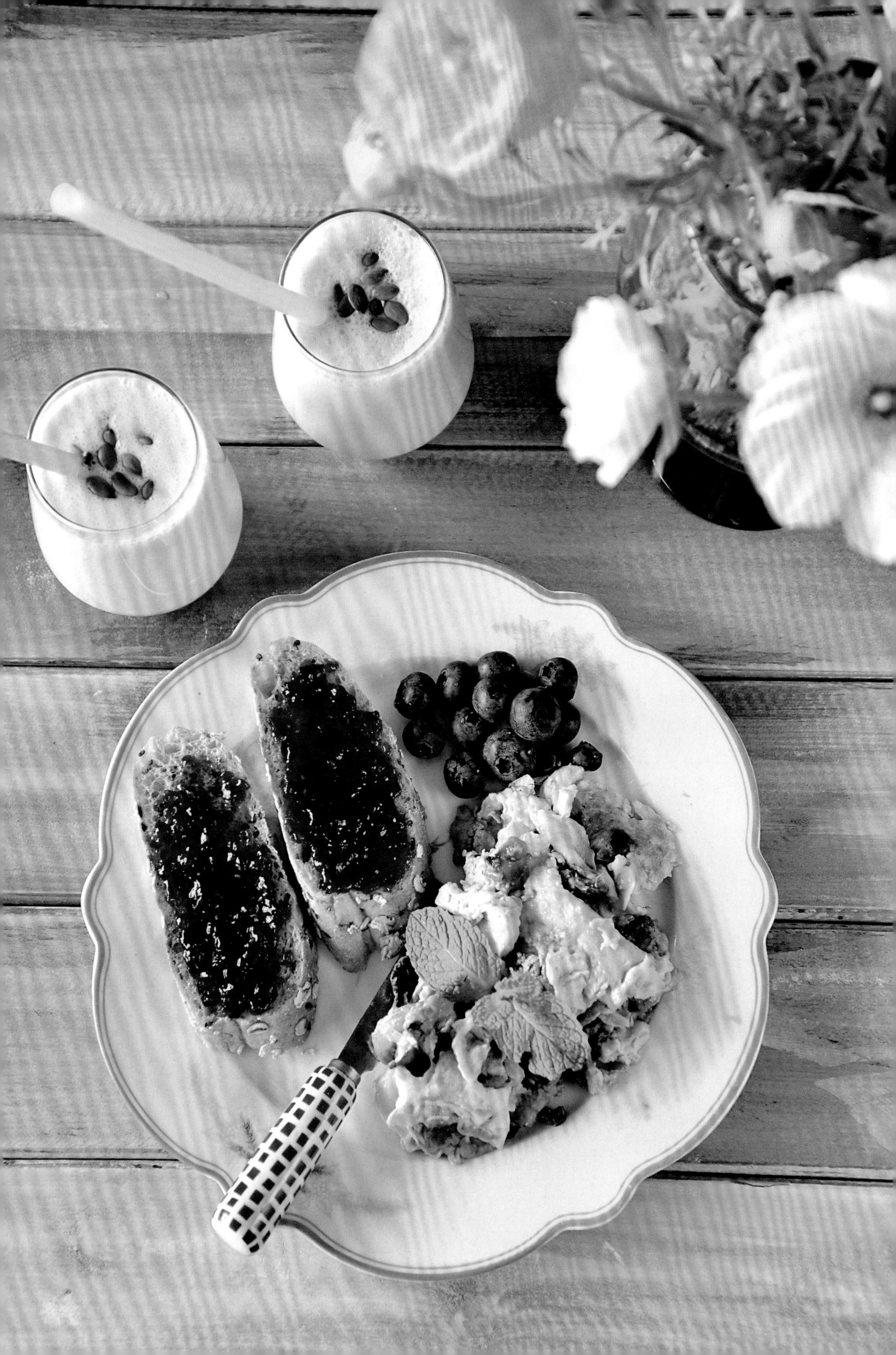

菌菇滑蛋＋全麦面包配自制低卡草莓酱＋香蕉杏仁苹果奶昔

菌菇滑蛋

156 千卡

食材 平菇 5 朵
鸡蛋 1 个
脱脂牛奶 20 毫升
橄榄油 5 毫升
盐、黑胡椒粉各适量

做法
1. 鸡蛋打入碗中，倒入脱脂牛奶，加盐、黑胡椒粉搅打均匀。
2. 平菇洗净，切掉根部，再切成小片。
3. 不粘平底锅倒入橄榄油，小火炒熟平菇，倒入蛋液，用筷子轻轻搅动至蛋液熟透。这样做出来的菌菇滑蛋非常软嫩，颜色也很漂亮。

全麦面包配自制低卡草莓酱

225 千卡

食材 全麦面包 50 克

调料 草莓 200 克
木糖醇 10 克
柠檬 1/2 个

做法
1. 草莓洗净切片，加入木糖醇混合均匀，腌制 1 小时。
2. 把腌好的草莓倒入小锅中，熬煮到分量缩减至原来的一半，挤入柠檬汁防氧化，继续熬煮至浓稠。
3. 冷却后分装在小罐中，放入冰箱保存，尽量在 1 周内食用完。
4. 早餐可取 1~2 勺草莓酱涂抹全麦面包食用。

营养贴士
1. 用木糖醇代替白砂糖，不会引起血糖升高，不会引起龋齿，木糖醇的甜度是白砂糖的 1.2 倍，但是热量减半。
2. 木糖醇不能像白砂糖一样有防腐作用，如果一次做很多，最好分装在小罐里，冷冻保存，吃的时候解冻，味道不变。

香蕉杏仁苹果奶昔

96 千卡

调料 香蕉 1 根
熟南杏仁 5 粒
苹果 1 个
脱脂牛奶 180 毫升

做法 香蕉去皮、切成小段，苹果洗净、去核、切小块，放入料理机中，倒入脱脂牛奶，放入熟南杏仁，高速搅打成奶昔。为了防止氧化，请尽快食用。此分量是 2 人份。

总热量：477 千卡

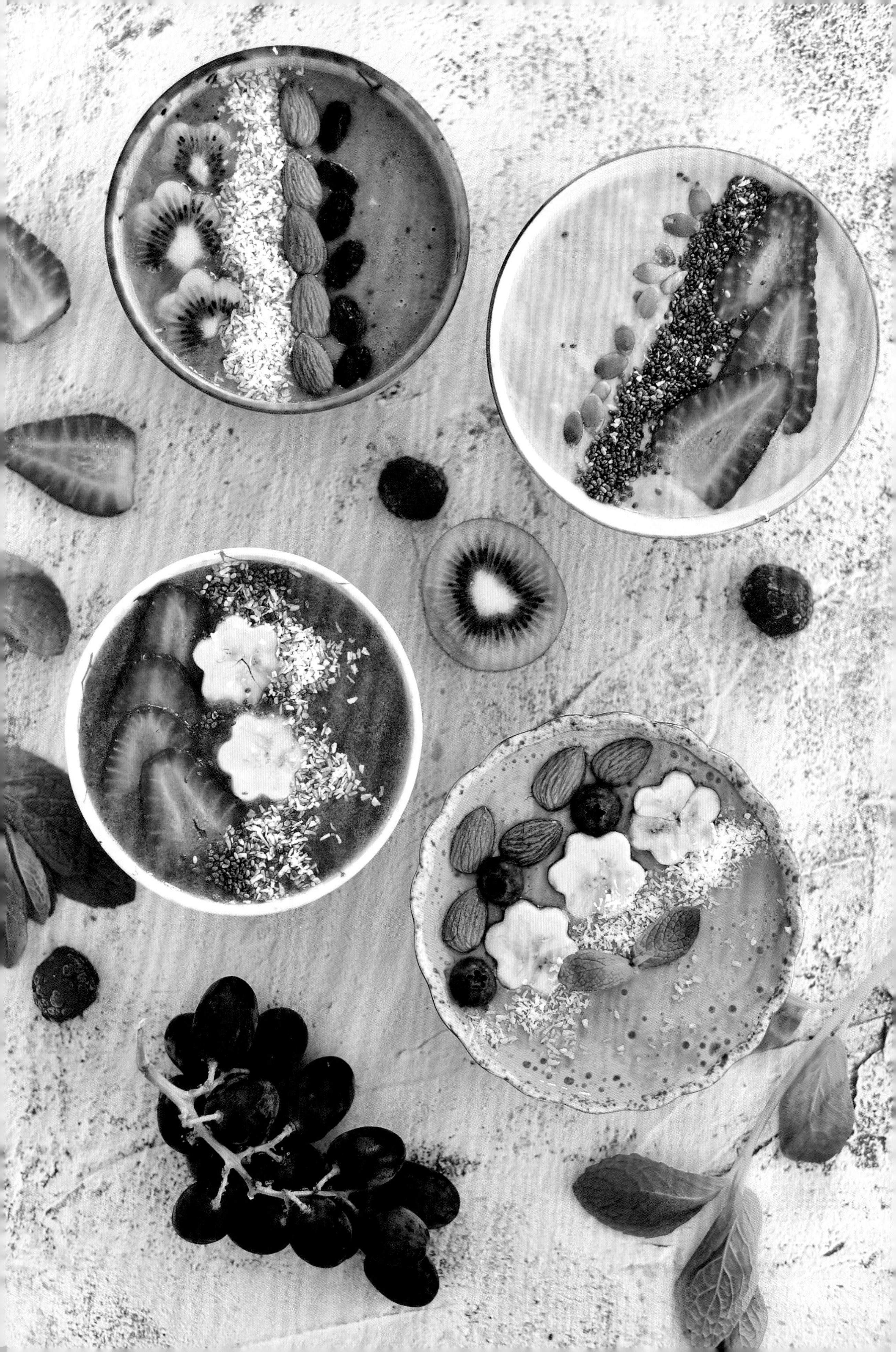

4 款美翻天的代餐思慕雪碗

美白抗氧化草莓香蕉思慕雪

粉红色系　179 千卡

食材
草莓 100 克
香蕉 1/2 根
无糖酸奶 50 克

装饰
草莓片
椰丝
奇亚籽
香蕉片

做法

1. 草莓切掉顶部叶片，洗净后连同香蕉、无糖酸奶一起放入料理机，高速搅打后倒入小碗。
2. 装饰草莓片、香蕉片、椰丝、奇亚籽后立刻食用。

营养贴士 瘦身期间选用无糖酸奶或脱脂牛奶更佳。减肥速效期可以用 30 克燕麦浸泡在 80 毫升温水里放入冰箱过夜，第二天倒入果昔，就是饱腹感很强的代餐燕麦思慕雪碗。

抗衰芒果姜黄思慕雪

黄色系　160 千卡

食材
小芒果 1 个
希腊酸奶 50 克
姜黄粉 1 勺
腰果 6 粒

装饰
草莓片
南瓜子
奇亚籽

做法

1. 芒果对半切开，去核，将果肉取出，连同希腊酸奶、姜黄粉、腰果一起放入料理机。
2. 高速搅拌后倒入小碗，表面加草莓片、南瓜子、奇亚籽即可。

营养贴士 芒果含有丰富的维生素 C、胡萝卜素、粗纤维，加入姜黄粉，具有抗炎、抗氧化的功能。

高纤高钙活力绿思慕雪

绿色系　190 千卡

食材
小猕猴桃 2 个
羽衣甘蓝 30 克
香蕉 1/2 根
无糖酸奶 50 克

装饰
猕猴桃片
巴旦木
蔓越莓干

做法

1. 猕猴桃去皮、切成片，羽衣甘蓝洗净后切碎。
2. 所有食材放入料理机高速搅拌，最后装饰即可。

营养贴士 这款组合既能润肠通便，又能补钙健体。

蓝藻香蕉苹果思暮雪

蓝色系　90 千卡

食材
香蕉 1/2 根
小苹果 1 个
蓝色螺旋藻粉 5 克

装饰
香蕉片
巴旦木
蓝莓
椰丝

做法 香蕉切片，小苹果连皮洗净、切小块，放入料理机，加入蓝色螺旋藻粉，快速搅拌。倒出后装饰即可。

营养贴士 螺旋藻富含蛋白质、多种维生素和矿物质，是素食者和瘦身人群的不错选择。

鸡蛋的 4 种推荐吃法

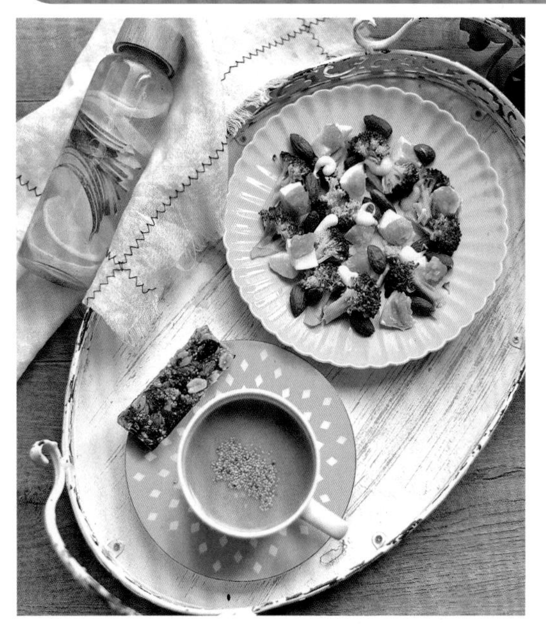

黑豆小米豆浆 + 鸡蛋西蓝花杏仁沙拉 + 百香果柠檬苹果桂花冷泡茶

260 千卡

食材

豆浆：黑豆 20 克，黄豆 20 克，小米 10 克

沙拉：鸡蛋 1 个，西蓝花 150 克，杏仁 10 粒，酸奶适量

冷泡茶：百香果 1 个，柠檬 1/2 个，苹果 1/2 个，桂花 5 克

做法

1. 豆浆机中放入黑豆、黄豆、小米和水打成豆浆。
2. 沸水放入鸡蛋，煮 4 分钟成溏心蛋，切小块；放入洗净烫熟的西蓝花，加杏仁和酸奶拌匀。
3. 百香果取出果肉放入随身杯，加入切好的柠檬片、苹果片和桂花，倒入矿泉水浸泡，可随身携带饮用。

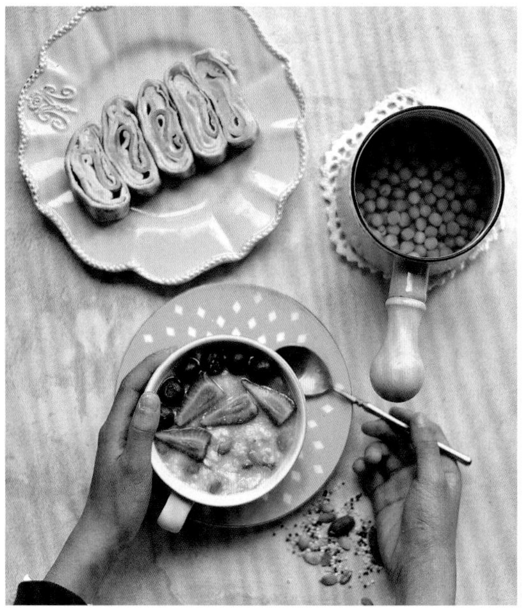

火腿厚蛋烧 + 无糖燕麦杯 + 豌豆汤

382 千卡

食材

厚蛋烧：鸡蛋 2 个，火腿 2 片，橄榄油 5 毫升

燕麦杯：纯燕麦片 30 克，南瓜子 1 勺，草莓、蓝莓各 30 克

豌豆汤：豌豆 80 克，盐适量

做法

1. 鸡蛋搅打成均匀蛋液，锅中加入橄榄油，小火加热，将蛋液分 3 次倒入锅中，第一次倒入后迅速晃动锅，让蛋液铺平锅底，小火煎至凝固，放入火腿片，从锅的一侧将鸡蛋卷起，继续倒入蛋液至凝固，从相反方向卷起。再重复此步骤，最后取出鸡蛋卷，切成均匀的小段。
2. 无糖燕麦片倒入沸水中浸泡 5 分钟，加南瓜子、草莓、蓝莓即可。
3. 豌豆煮熟，加适量盐调味。

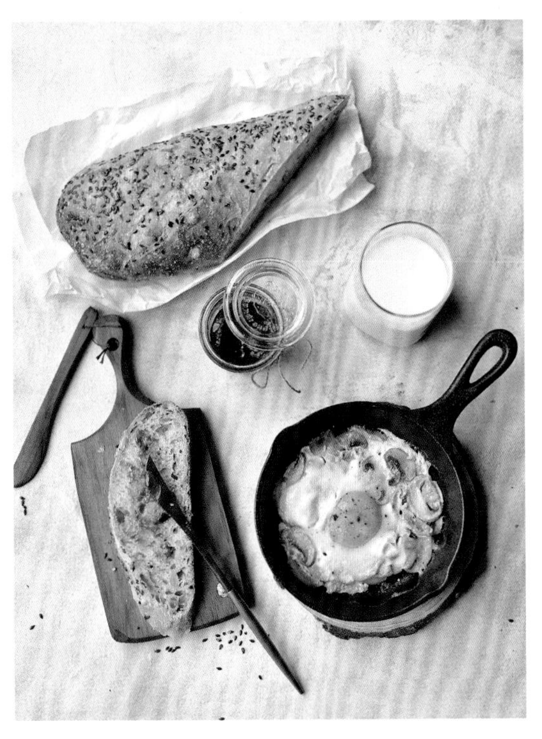

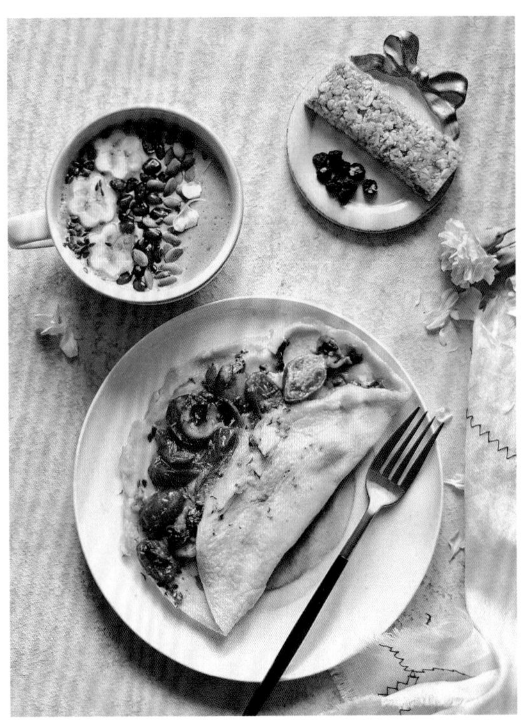

蘑菇烘蛋饼 + 南瓜杂粮面包 + 燕麦奶

320 千卡

食材 平菇 6 朵，鸡蛋 1 个，橄榄油 5 毫升，无糖燕麦奶 150 毫升，南瓜杂粮面包 1 片，草莓酱、海盐、黑胡椒粉各适量

做法

1. 平菇切掉根部，洗净后切片；平底不粘锅中倒油，放入平菇片，撒一点海盐炒至八成熟，打入鸡蛋，淋一点热水，小火煎 2 分钟，撒一点黑胡椒粉即可。
2. 搭配无糖燕麦奶、抹了草莓酱的南瓜杂粮面包食用。

樱桃番茄欧姆蛋

229 千卡

食材 鸡蛋 2 个，樱桃番茄 10 颗，平菇 2 朵，亚麻籽 1 小勺，橄榄油 5 毫升，海盐、黑胡椒粉、欧芹碎各适量

做法

1. 平菇切掉根部，洗净后切片。
2. 不粘锅倒入橄榄油，先将平菇片和樱桃番茄炒熟盛出。
3. 鸡蛋打散，撒海盐和黑胡椒粉搅匀，锅中放少量油，淋入蛋液，全程用小火煎出滑嫩金黄的蛋饼，放入平菇和切好的樱桃番茄，撒亚麻籽、欧芹碎。

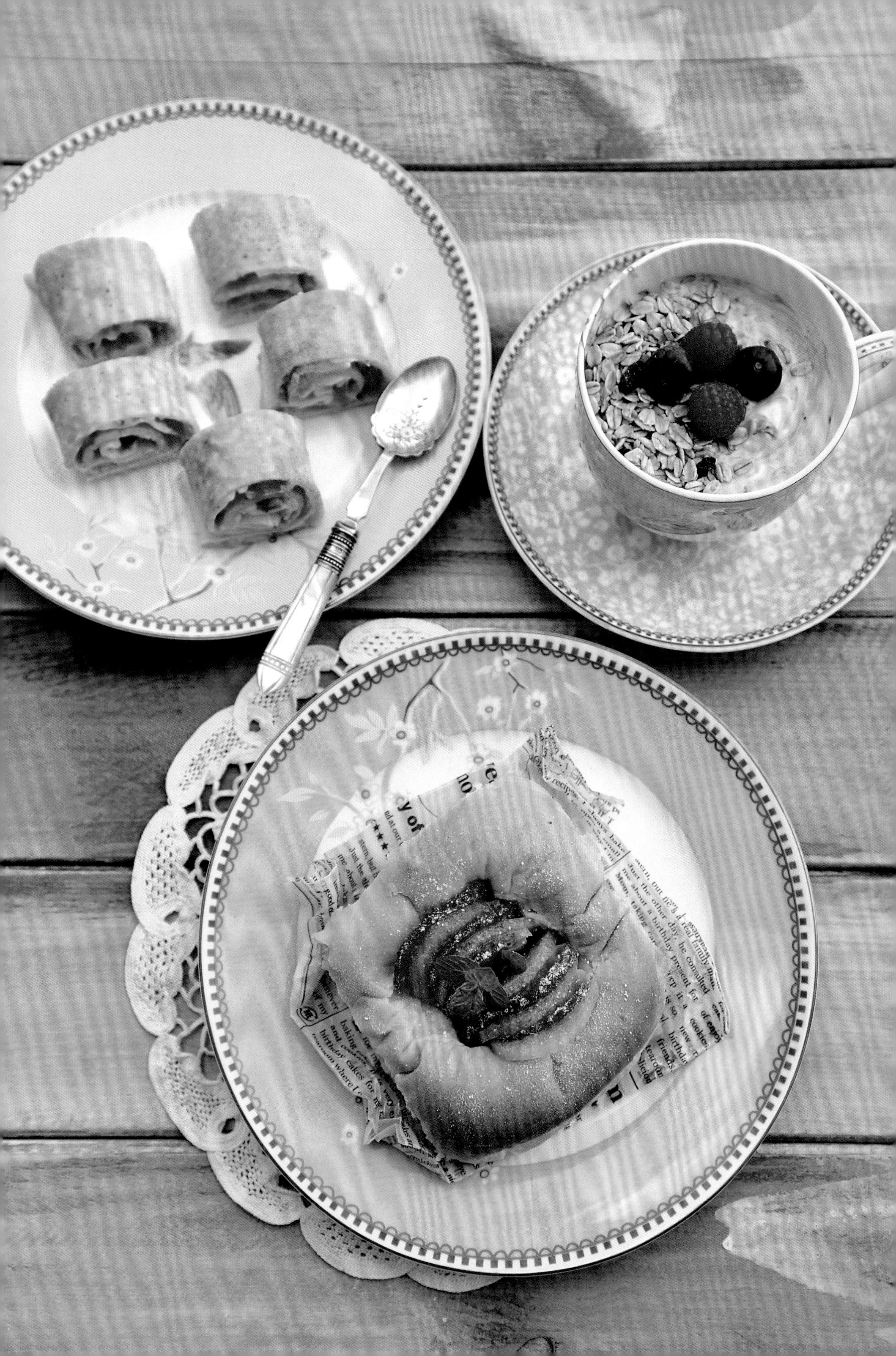

番茄培根鸡蛋卷＋豆浆面包＋麦片酸奶杯

番茄培根鸡蛋卷

食材 樱桃番茄 10 颗
奶酪丝 10 克
培根 1 片
鸡蛋 2 个
牛奶 40 毫升

配料 盐 1 克
胡椒粉适量

做法
1. 将鸡蛋打散，调入牛奶、盐、胡椒粉拌匀。
2. 平底锅涂薄薄一层油，小火加热，倒入蛋液，转动平底锅，使蛋液均匀铺满锅底。
3. 待蛋液呈半凝固状时，均匀放入切碎的樱桃番茄丁、培根丁，撒奶酪丝。
4. 调最小火，等奶酪丝呈半熔化状、鸡蛋全部凝固，慢慢卷起蛋饼，切成均匀的小段。

豆浆面包

食材 高筋面粉 200 克
低筋面粉 50 克
木糖醇 15 克
全蛋液 50 克
温热豆浆 130 毫升
酵母粉 3 克
盐 1 克
椰子油 20 毫升

做法
1. 将除椰子油外的所有食材放入厨师机，开最低挡揉成面团。
2. 放入椰子油，低速揉至椰子油被完全吸收，再开高速搅打 8 分钟左右。
3. 将面团取出，放入干净的盆中，盖上一层保鲜膜，常温发酵至 2 倍大。用手指在面团中央戳一下，如果不塌陷、不回缩就说明面团发酵完成。
4. 将面团取出，揉搓排气，平均分为 10 份，滚成圆球，放入方形模具中，盖上保鲜膜，继续发酵 50 分钟。
5. 烤箱预热 165℃，将模具放入烤箱中层，上下火烤 25 分钟，取出晾凉。早餐食用时可以在面包顶部割一个小口，夹入喜欢的水果片。剩余面包冷冻可保存 1 个月，食用时取出放入烤箱，低温烘烤 5 分钟，口感依然松软。

麦片酸奶杯

食材 低脂低糖希腊酸奶 100 克
即食燕麦片 1 勺
树莓、蓝莓各 2 颗

做法 将低脂低糖希腊酸奶放入杯中，撒入即食燕麦片，加上树莓和蓝莓即可。

总热量：359 千卡

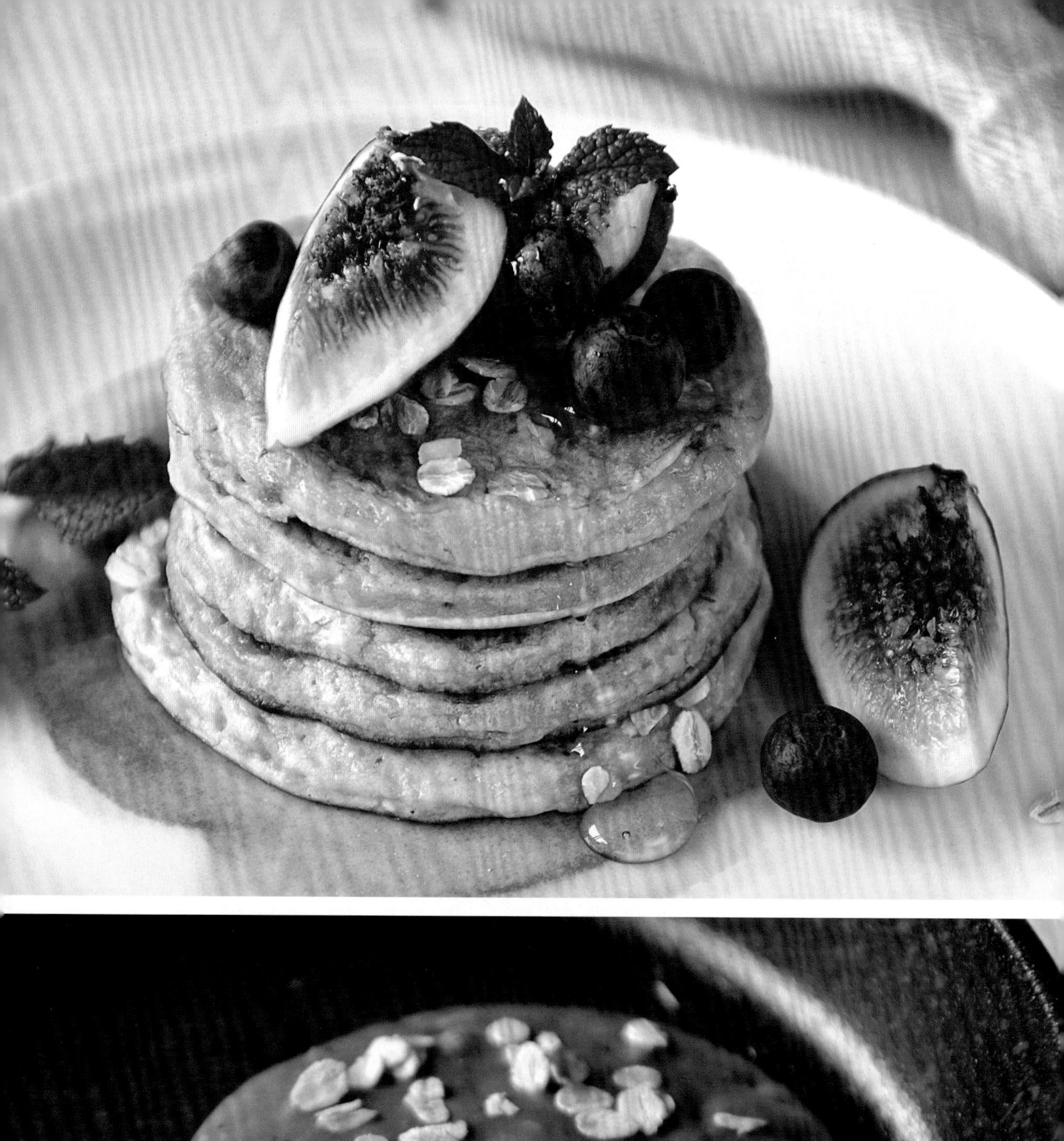
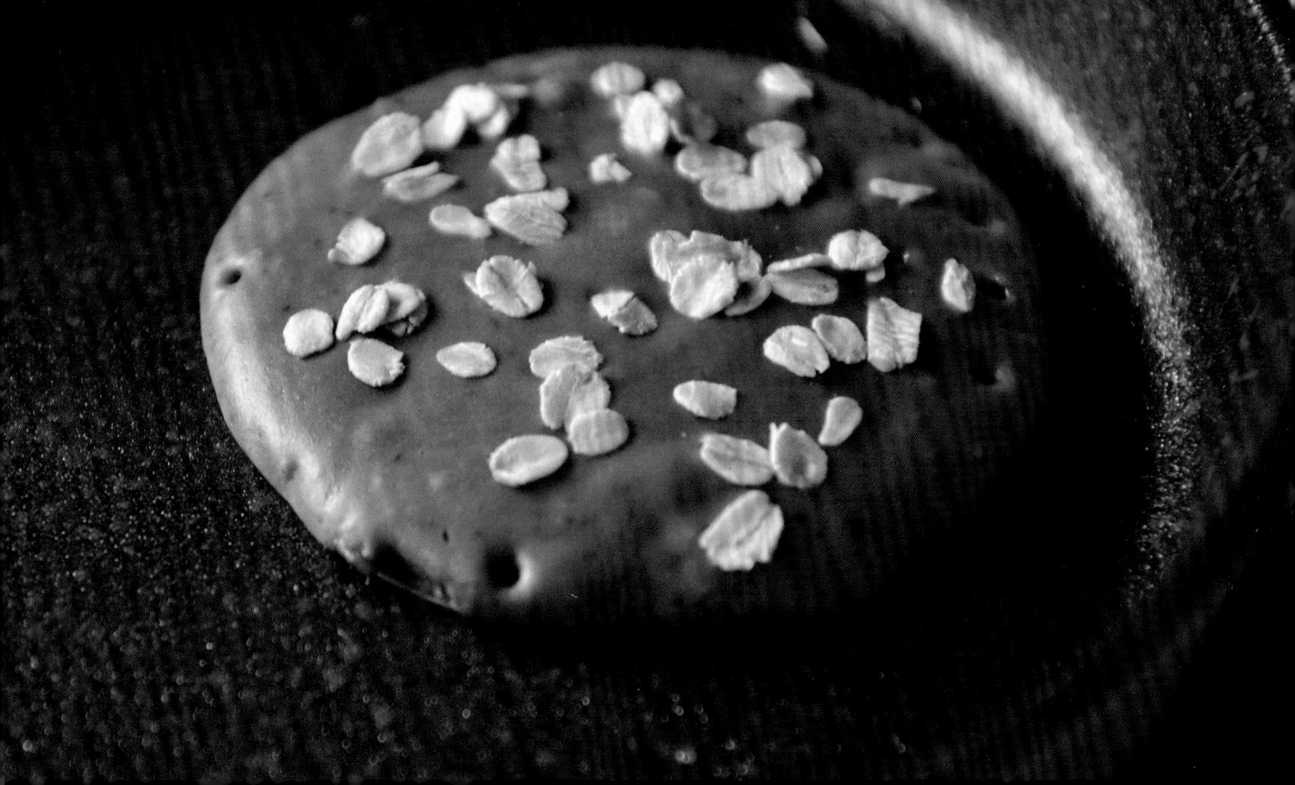

低糖燕麦香蕉松饼

169 千卡 / 人

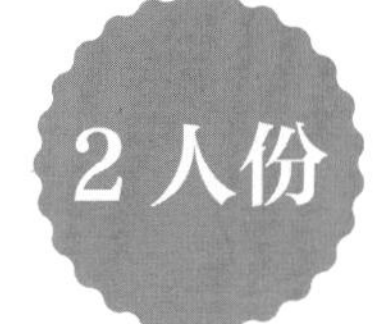

食材

松饼粉 50 克
香蕉 40 克
脱脂牛奶 80 毫升
燕麦片 10 克
椰子油 5 毫升

装饰

新鲜无花果适量
蓝莓适量

做法

1. 将香蕉压成泥，放入燕麦片。
2. 调入脱脂牛奶，筛入松饼粉，搅拌至均匀无颗粒。
3. 不粘锅中放入椰子油，取一大勺香蕉松饼糊放入锅中，保持小火，一面煎 2 分钟左右，看到松饼上鼓起很多的小泡泡时，可以翻面。
4. 另一面煎 1 分钟，盛出放入盘中，依次煎完所有香蕉松饼糊。
5. 按个人喜好装饰无花果、蓝莓。

抹茶燕麦椰香松饼

205 千卡 / 人

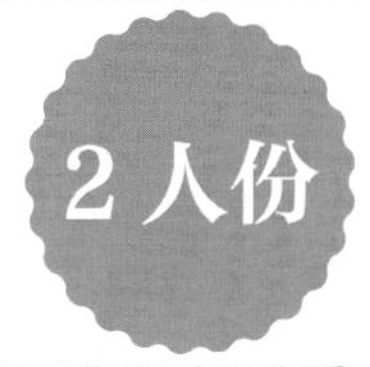

食材

松饼粉 80 克
抹茶粉 20 克
无糖酸奶 60 克
鸡蛋 1 个
椰子油 5 毫升
燕麦片 1 勺

做法

1. 松饼粉中加入抹茶粉调匀。
2. 加无糖酸奶、鸡蛋、搅拌成细腻的糊状。
3. 倒入椰子油拌匀，用不粘锅煎时基本上就不用再刷油。
4. 不粘锅加热，依次倒入松饼糊，上面撒燕麦片，用小火将两面煎熟即可。

自制无糖松饼粉的好方法

做法

1. 找一个大玻璃密封罐子，称 200 克低筋面粉，用烘焙量勺加 3 克无铝泡打粉。
2. 如果喜欢甜味松饼，可以加 2 克木糖醇，或者在松饼煎好后淋枫糖浆。
3. 盖上盖子，将混合的粉末用力摇晃，密封保存。

麦片的 4 种创意搭配

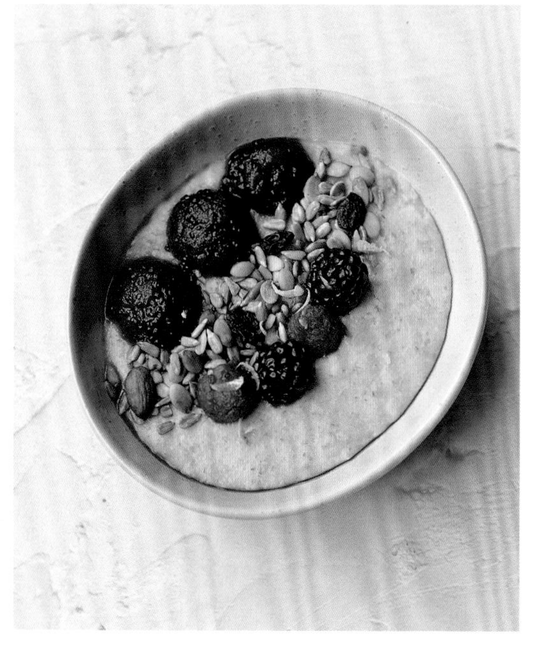

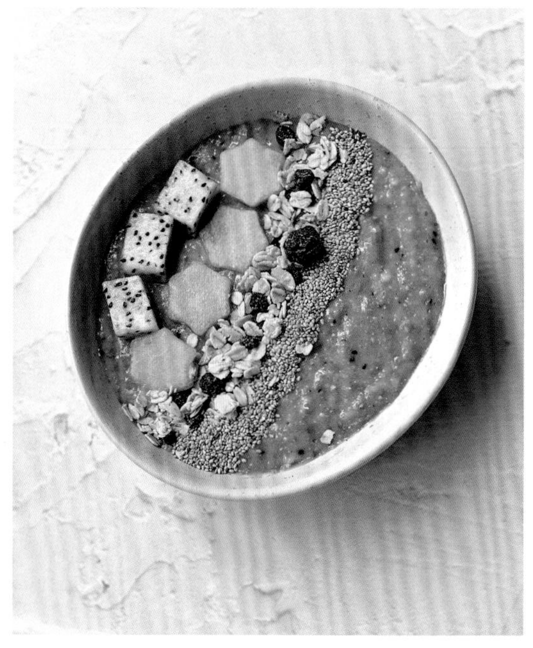

南瓜子水果燕麦鸡蛋粥

316 千卡

食材 快煮燕麦 40 克
鸡蛋 1 个
脱脂牛奶 200 毫升
蛋白粉 1 勺
红心火龙果球 3 个
桑葚、树莓、葵花子、南瓜子各 1 勺

做法

1. 快煮燕麦倒入锅中，加脱脂牛奶煮开，放入鸡蛋迅速搅拌均匀，沸腾后马上关火。
2. 倒入小碗里，加蛋白粉混合，上面放入水果、葵花子、南瓜子装饰。

火龙果黑松露奇亚籽燕麦粥

285 千卡

食材 火龙果 50 克
黑松露燕麦 40 克
牛奶 150 毫升
奇亚籽 1 勺
水果粒、黑加仑果干各适量

做法 黑松露燕麦用牛奶煮开，加火龙果搅匀，撒奇亚籽、水果粒、黑加仑果干即可。

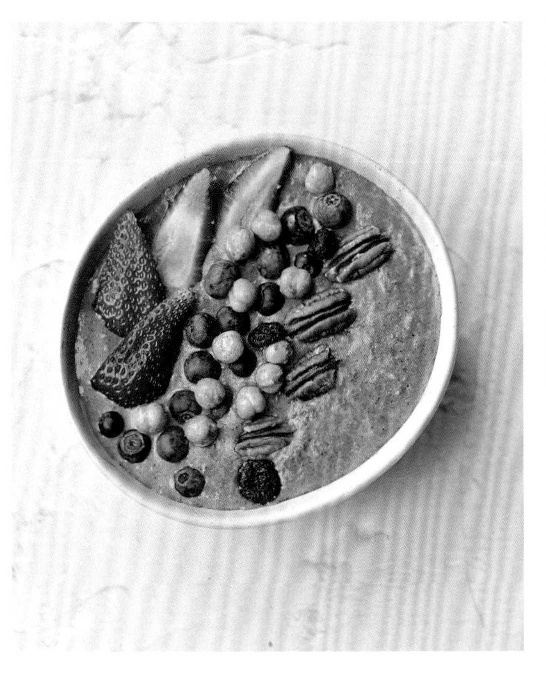

小麦草粉燕麦水果粥

302 千卡

食材
纯燕麦片 40 克
小麦草粉 15 克
热豆浆 100 毫升
草莓 2 颗
核桃仁 4 个
蓝莓、鹰嘴豆各 1 勺

做法
1. 纯燕麦片用热豆浆煮开，调入小麦草粉，浸泡 10 分钟。
2. 倒入小碗中，放入切好的草莓，撒上剩下的食材装饰。

营养贴士
市面上的很多速溶燕麦粉、早餐燕麦片里添加了大量的淀粉类物质，部分还含有白砂糖、香精等，不仅碳水化合物含量高，糖分也高，不利于减肥，减脂期间一定要选用完整片状的纯燕麦片。

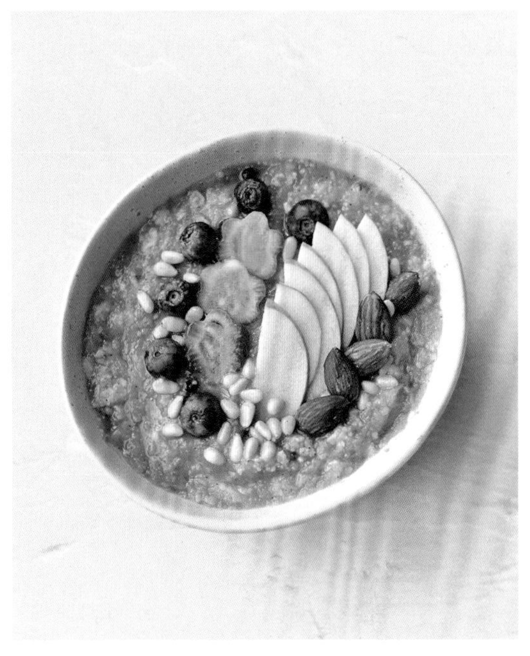

南瓜泥松子燕麦片粥

296 千卡

食材
南瓜 50 克
燕麦片 40 克
脱脂牛奶 100 毫升
蛋白粉 1 勺
松子 1 勺
杏仁 5 粒
苹果 1/2 个
蓝莓、草莓各适量

做法
1. 南瓜蒸熟，压成细腻的南瓜泥；燕麦片加脱脂牛奶煮开，调入南瓜泥和蛋白粉。
2. 倒入小碗中，上面撒松子、杏仁；苹果切小片，和其他莓果一起装饰在表面即可。

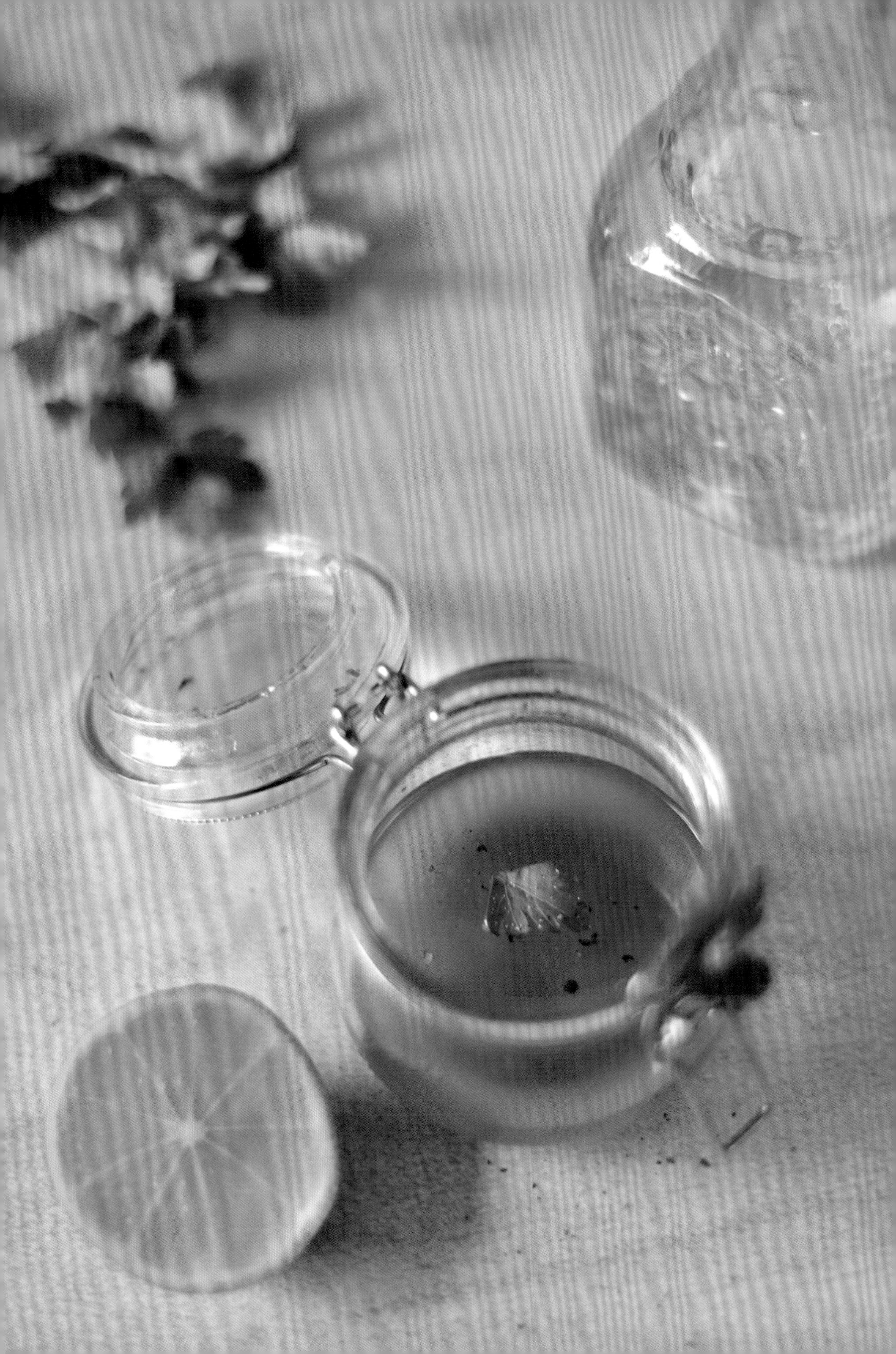

低脂低卡的油醋汁和蘸酱

沙拉中最基础的油醋汁是以意大利黑醋、苹果醋、红酒醋或者柠檬汁作为酸味来源，意大利黑醋除了口味更醇厚，质地也会浓稠一些；油则首选特级初榨橄榄油，其次是亚麻籽油、牛油果油，坚果油，它们都能带来独特的风味和营养价值。

不同类型的油醋汁虽然配料稍有变化，但做法大同小异，在基础配方上添加香草、柠檬皮丝、蒜蓉、洋葱末、海盐、黑胡椒粉都可以增加风味。传统的做法是三份油配一份醋，调和成为乳浊液。因为油脂热量高，在轻食沙拉中我都是按照油：醋 =1 ： 1 的基础比例，将所有食材倒入一个小罐子，摇匀后就可以添加在食物中了。

基础油醋汁

热量：约 43 千卡（1 小勺 10 克）

配方：意大利黑醋或柠檬汁 30 毫升，橄榄油 30 毫升，蜂蜜 10 克

做法：将所有食材放入密封瓶子摇匀。放入冰箱可保存 3 天，每次根据沙拉的量使用 1~2 勺。适用于任何蔬菜沙拉。

香草油醋汁

热量：约 44 千卡（1 小勺 10 克）

配方：意大利黑醋或柠檬汁 30 毫升，橄榄油 30 毫升，蜂蜜 10 克，海盐、黑胡椒粉各适量，香草碎、橙皮丝各少量

做法：将所有食材放入密封瓶子摇匀。放入冰箱可保存 3 天，每次根据沙拉的量使用 1~2 勺。

泰式甜辣酱

热量：约 6 千卡（1 小勺 10 克）

配方：菠萝肉 50 克，红辣椒 50 克，小米辣 2 个（切末），蒜 3 瓣（切末），青柠汁 30 毫升，鱼露 30 毫升，蜂蜜 10 克，纯净水 50 毫升

做法：将所有食材放入搅拌杯，用手持搅拌棒搅打成细腻的泥状即可。这款甜辣酱搭配海鲜蔬果沙拉味道极佳，是爱吃辣之人不能错过的低热量低脂肪的蘸酱。

法式第戎芥末酱

热量：约 24 千卡（1 小勺 10 克）

配方：白葡萄酒醋 30 毫升，法国第戎芥末酱 30 克，橙汁 10 毫升，橄榄油 20 毫升，蒜 1 瓣（切末）

做法：将所有食材放入小碗中搅拌均匀即可。适用于有蔬菜和豆类沙拉。

素蛋黄酱

热量：约 15 千卡（1 小勺 10 克）

配方：嫩豆腐 100 克，蒜 2 瓣，果醋或柠檬汁 20 毫升，蜂蜜 10 克，橄榄油 10 毫升，海盐、黑胡椒粉各适量。

做法：将所有食材装入容器中，用料理棒打匀即可。这款素沙拉酱口感细腻，热量也完全不用担心过高，特别适合蔬果、鸡肉沙拉。

酸奶牛油果蘸酱

热量：约 12 千卡（1 小勺 10 克）

配方：低脂无糖希腊酸奶 50 克，牛油果泥 50 克，柠檬汁 10 毫升，海盐、黑胡椒粉各适量。

做法：将所有食材搅拌均匀即可。可以搭配根茎类沙拉、蒸蔬菜食用，或涂抹面包、蘸西芹和水果胡萝卜食用。

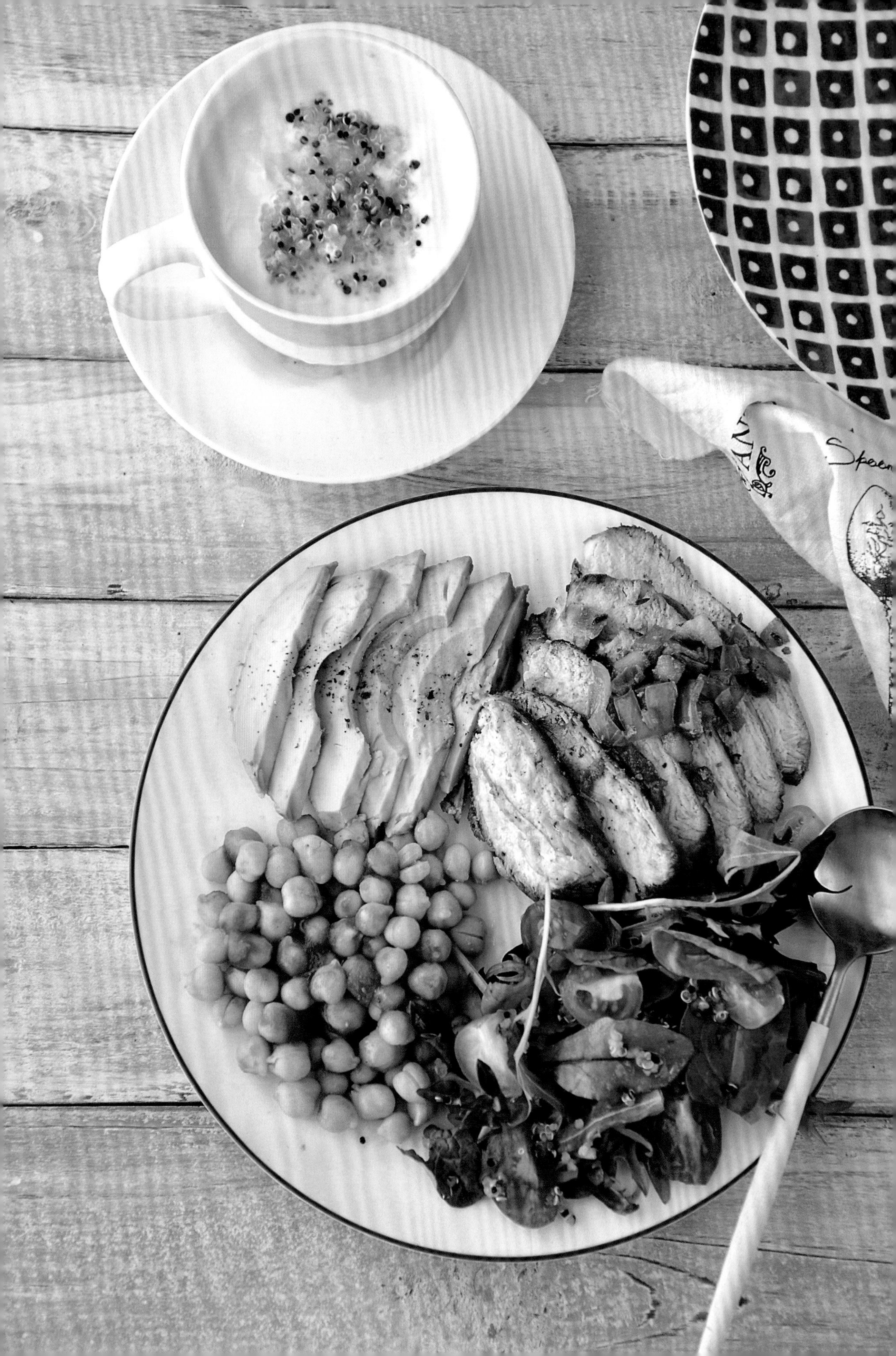

蜂蜜洋葱苹果渍烤鸡胸肉+鹰嘴豆+油醋汁沙拉

食材

鸡胸肉 80 克
苹果 1/2 个
白洋葱 1/4 个
百里香 1 根
盐、黑胡椒粉各适量
橄榄油 5 毫升
蜂蜜 5 克
鹰嘴豆 40 克
樱桃番茄沙拉菜 50 克
牛油果 1/2 个
油醋汁适量

做法

1. 白洋葱和苹果切丁。苹果中的酶可以软化鸡肉纤维，使之更加软嫩。
2. 准备一个密封袋，将苹果丁、洋葱丁一起放入，加些百里香叶。
3. 将鸡胸肉用牙签戳一些小洞让汁水更易渗入，抹上盐、黑胡椒粉，加入蜂蜜和橄榄油，装入密封袋内密封好袋口，用手反复揉捏，让鸡胸肉完全入味，放入冰箱冷藏一晚。
4. 第二天早上取出，平底锅喷橄榄油，将鸡胸肉两面各煎 3 分钟，切片即可。这样做的鸡胸肉多汁又软嫩。
5. 鹰嘴豆提前浸泡 2 小时，用高压锅煮熟。
6. 牛油果切片。
7. 樱桃番茄沙拉菜用油醋汁搅拌均匀，摆盘即可。

总热量：392 千卡

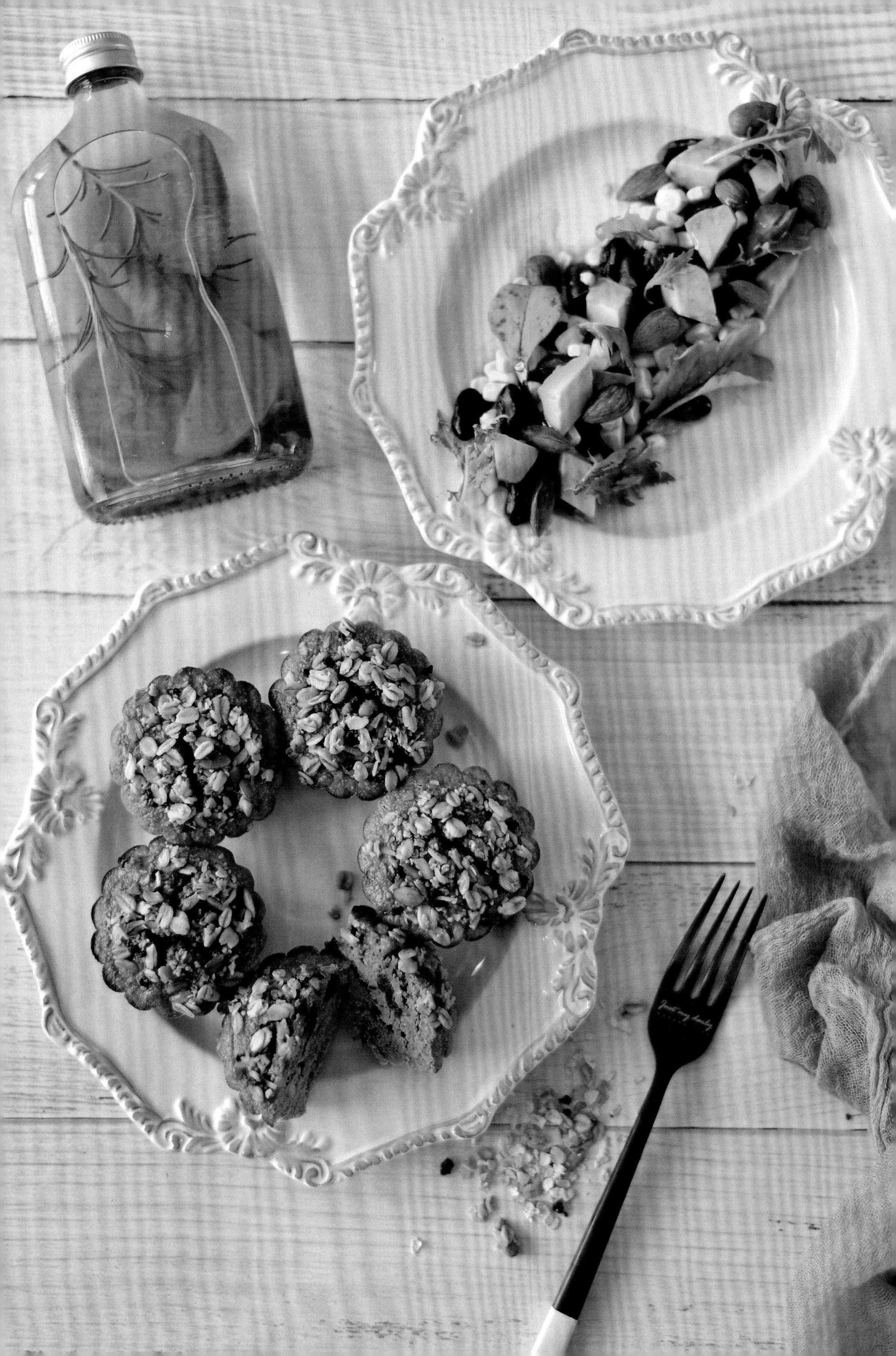

燕麦麸酸奶蛋糕 + 红腰豆玉米沙拉

燕麦麸酸奶蛋糕

食材

燕麦麸 60 克
脱脂酸奶 150 克
鸡蛋 1 个
核桃碎 10 克
蔓越莓粒 1 勺
橄榄油 10 毫升

做法

1. 燕麦麸倒入小碗中，加入脱脂酸奶、鸡蛋、橄榄油搅拌均匀。
2. 再放入核桃碎、蔓越莓粒，倒入蛋糕纸杯模具中至其八分满的位置。
3. 放入微波炉高火加热 3 分钟，或上锅大火蒸 8 分钟。

红腰豆玉米沙拉

调料

红腰豆 50 克
熟玉米粒 30 克
甜椒粒 20 克
意大利香醋 1 勺
海盐、黑胡椒粉各适量

做法

1. 红腰豆浸泡一晚，放入小锅中煮熟备用。
2. 取一个大碗，放入熟红腰豆、甜椒粒、熟玉米粒，淋入意大利香醋，撒海盐、黑胡椒粉翻拌均匀即可食用。

营养贴士

1. 燕麦麸，就是除去胚乳后的燕麦麸皮。燕麦中 95% 以上的水溶性纤维都分布在燕麦麸上。根据《中国居民膳食指南 2016》数据显示，纯燕麦麸的血糖生成指数（GI）为 55，属于低 GI 食物。食用等量燕麦麸和常规主食（米饭、馒头、面条）相比，其降低血糖、血脂的效果更好。
2. 燕麦麸中含有 β-葡聚糖，可降低小肠对脂肪、胆固醇和碳水化合物的吸收率，减少胆固醇和脂蛋白的合成，从而能够有效降低人体的胆固醇水平。它还有一个优点是遇水膨胀度高，吃完后有强烈的饱腹感，非常适合夏天想要快速减肥的朋友。
3. 胃肠功能较弱的人群，缺钙、铁等元素的人群，以及患消化系统疾病的人群应适量食用，每天以不超过 30 克为宜。

总热量：359 千卡

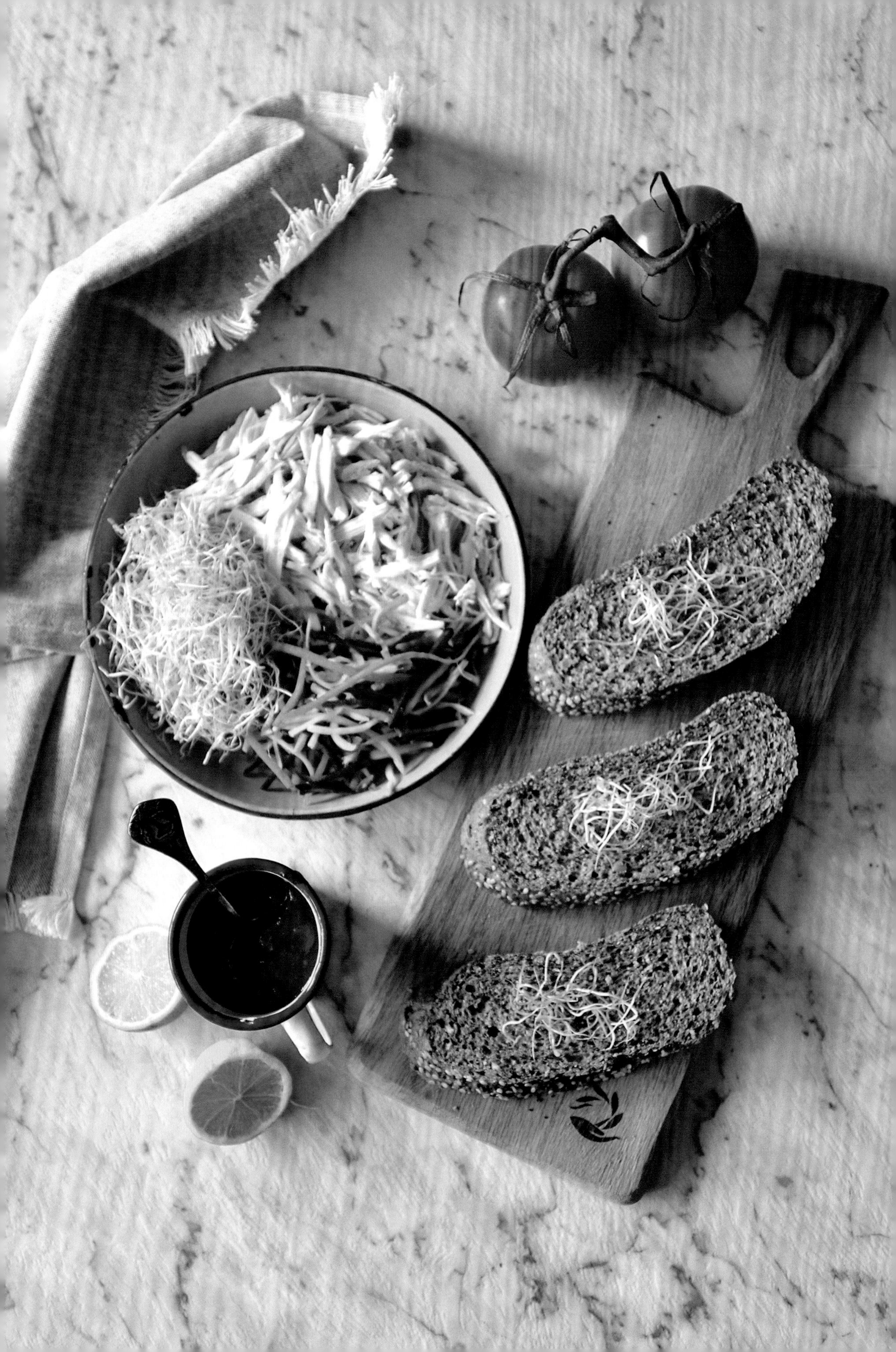

鸡胸肉的 4 种美味吃法

鸡胸肉的脂肪含量少，蛋白质含量高，是减脂期间的最佳肉类来源。很多人不爱吃鸡胸肉是因为它的口感难以下咽，但若因此而放弃就未免太可惜了。我研究了几个月，找到了几款让鸡胸肉吃起来更嫩的方法，使做出的鸡胸肉一改往日干柴的印象，鲜嫩多汁又入味，减脂期一定要试试。

1. 酸、酶腌制法

酸和酶，可以帮助软化坚韧的肉类蛋白质。使用酸橙汁、柠檬汁、酸奶、木瓜、菠萝、苹果等酸性或含酶较多的水果腌制肉类，可分解肉类表面的肌肉纤维，起到软化和增添风味的作用。

2. 干式盐渍法

干式盐渍法，就是将盐和其他调味料一起混匀，直接揉搓肉类，放置一段时间进行软化。发生改变的蛋白质具有更强的保留水分的能力，因此烹饪后也是软嫩多汁的。最简单方式是，直接在鸡胸肉上轻拍适量的盐，比例为 100 克肉加 1 克盐，盐渍时长在 15 分钟至 1 小时之间，或是放在冰箱里隔夜腌制。

3. 低温烹饪法

用 55~65℃的低温长时间烹饪，可改变肉类的结构和质地，降低肉类的韧性并使之变得软嫩。这种方法特别适合鸡胸肉和牛肉。

4. 盐水浸泡法

鸡胸肉先用淡盐水浸泡半个小时，锁住肉类水分不流失，可保留高达 80% 的汁液。具体方法是：准备 600 毫升的温开水，加入 4~5 克盐溶化，放凉后将一块新鲜鸡胸肉泡入盐水中，再放入冰箱中至少 30 分钟，但不要超过 1 小时。取出后将鸡胸肉用厨房纸巾吸干水分，即可烹饪出鲜嫩多汁的鸡胸肉了。

温馨小提示：鸡胸肉在浸泡盐水或盐渍之后，做菜时要少放盐或者不放盐，避免摄入盐分过多。

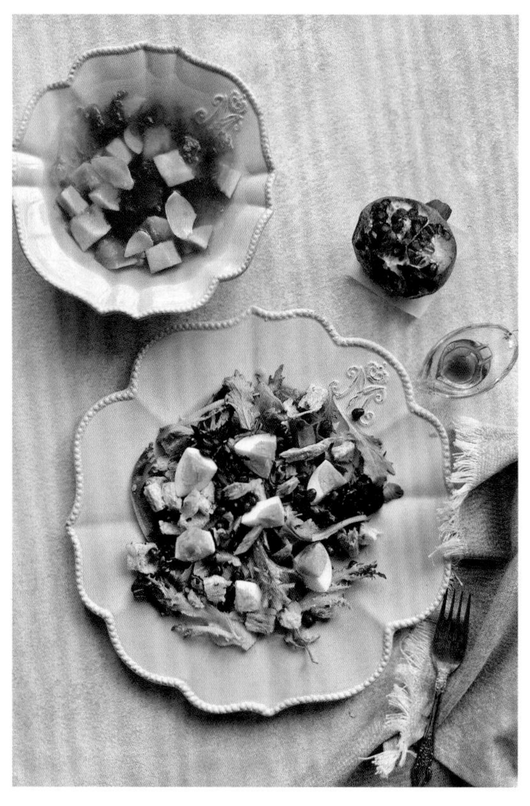

鸡肉面包粒鸡蛋沙拉

305 千卡

食材 鸡胸肉 50 克，全麦面包 1 片，鸡蛋 1 个，沙拉菜 30 克，红石榴 10 克，海盐、黑胡椒粉各适量，橄榄油 5 毫升，蜂蜜 5 克，柠檬汁 5 毫升

做法

1. 鸡胸肉抹海盐、黑胡椒粉稍稍按摩，腌制 10 分钟，包入锡纸，放入 180℃的烤箱烤 15 分钟，取出后撕成小条备用。
2. 全麦面包切丁，鸡蛋煮熟切小块，与沙拉菜和红石榴一同放入沙拉碗中。
3. 将剩余调料放入小瓶子摇匀，做成油醋汁，淋入沙拉碗中的食材上即可。

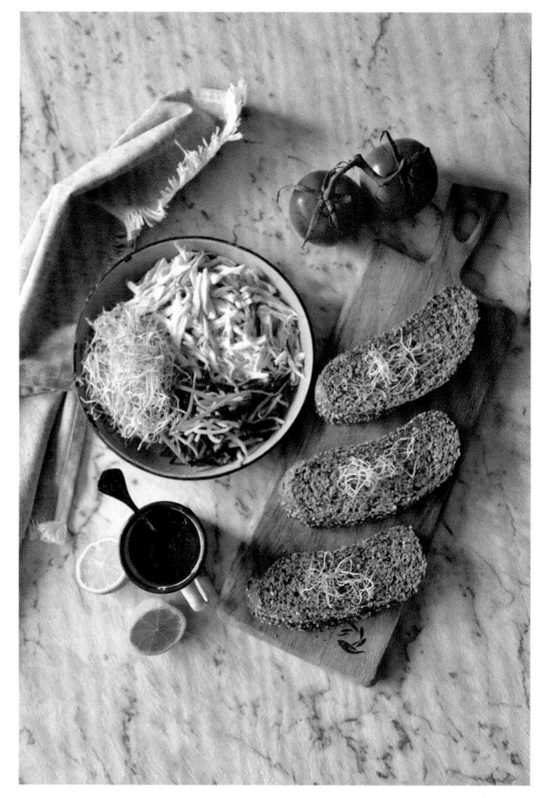

鸡丝茄汁甘蓝胡萝卜沙拉配全麦面包

256 千卡

食材 鸡胸肉 60 克，胡萝卜丝 10 克，甘蓝丝 10 克，甜菜根丝 10 克，苜蓿芽 10 克，全麦面包适量，自制番茄酱 2 大勺，橙汁 1 勺，海盐、黑胡椒粉、橄榄油各适量

做法

1. 将鸡胸肉放入保鲜食品袋中，依次加入橙汁、海盐、黑胡椒粉、橄榄油，按揉一下，腌制 15 分钟。
2. 煮一锅水，沸腾后开最小火，加热至 65℃左右，将保鲜袋放入水中煮 30 分钟。取出鸡胸肉，撕成丝备用。
3. 将胡萝卜丝、甘蓝丝、甜菜根丝混匀（也可以按个人喜好用其他蔬菜丝）；全麦面包切片，放入混合好的蔬菜丝、苜蓿芽、鸡胸肉丝，淋上番茄酱即可。可搭配牛奶或果昔食用。

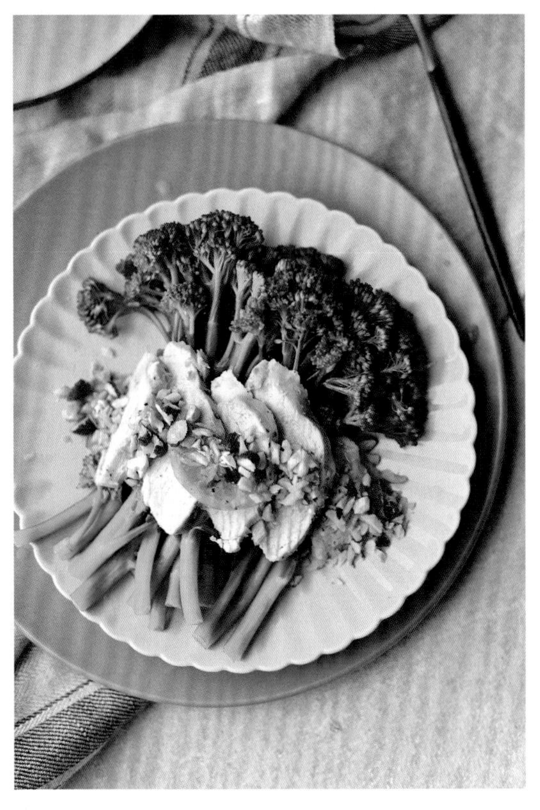

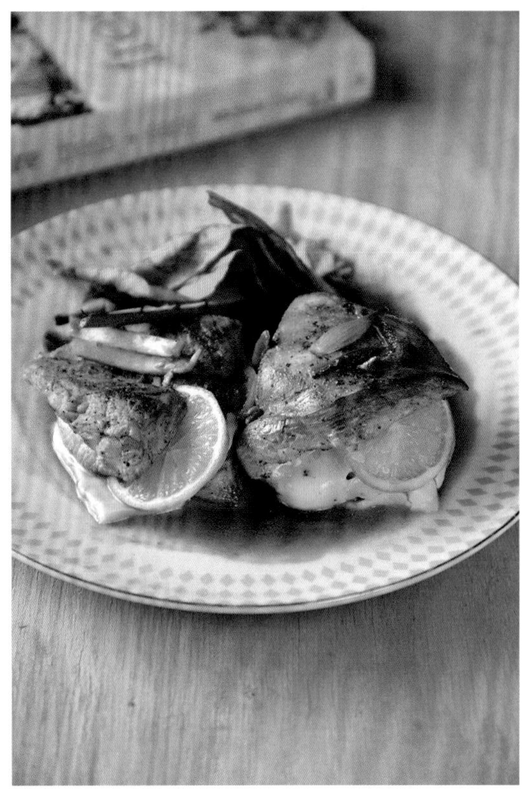

柠檬嫩鸡胸配水煮西蓝花

288 千卡

食材 鸡胸肉 60 克，西蓝花 100 克，坚果碎适量，橄榄油 10 毫升，柠檬 1/2 个，盐、黑胡椒粉各适量

做法

1. 鸡胸肉放入盐水中浸泡 30 分钟，取出沥干水分，中小火煎 10 分钟，切片备用。
2. 西蓝花掰小朵烫熟，放入盘中，加鸡胸肉片、坚果碎，挤一点柠檬汁，淋橄榄油，撒黑胡椒粉食用。

洋葱奶酪鸡块

246 千卡

食材 鸡胸肉 1 块，洋葱 1/2 个，马苏里拉奶酪 2 片

做法

1. 洋葱切丝；鸡胸肉对半切开，用盐渍法处理，浸泡 30 分钟后取出沥干水分，在中间填满洋葱丝。
2. 烤箱预热至 175℃，放入烤箱烤 15 分钟，取出后再夹入马苏里拉奶酪片，继续烤 10 分钟，至鸡胸肉熟透。

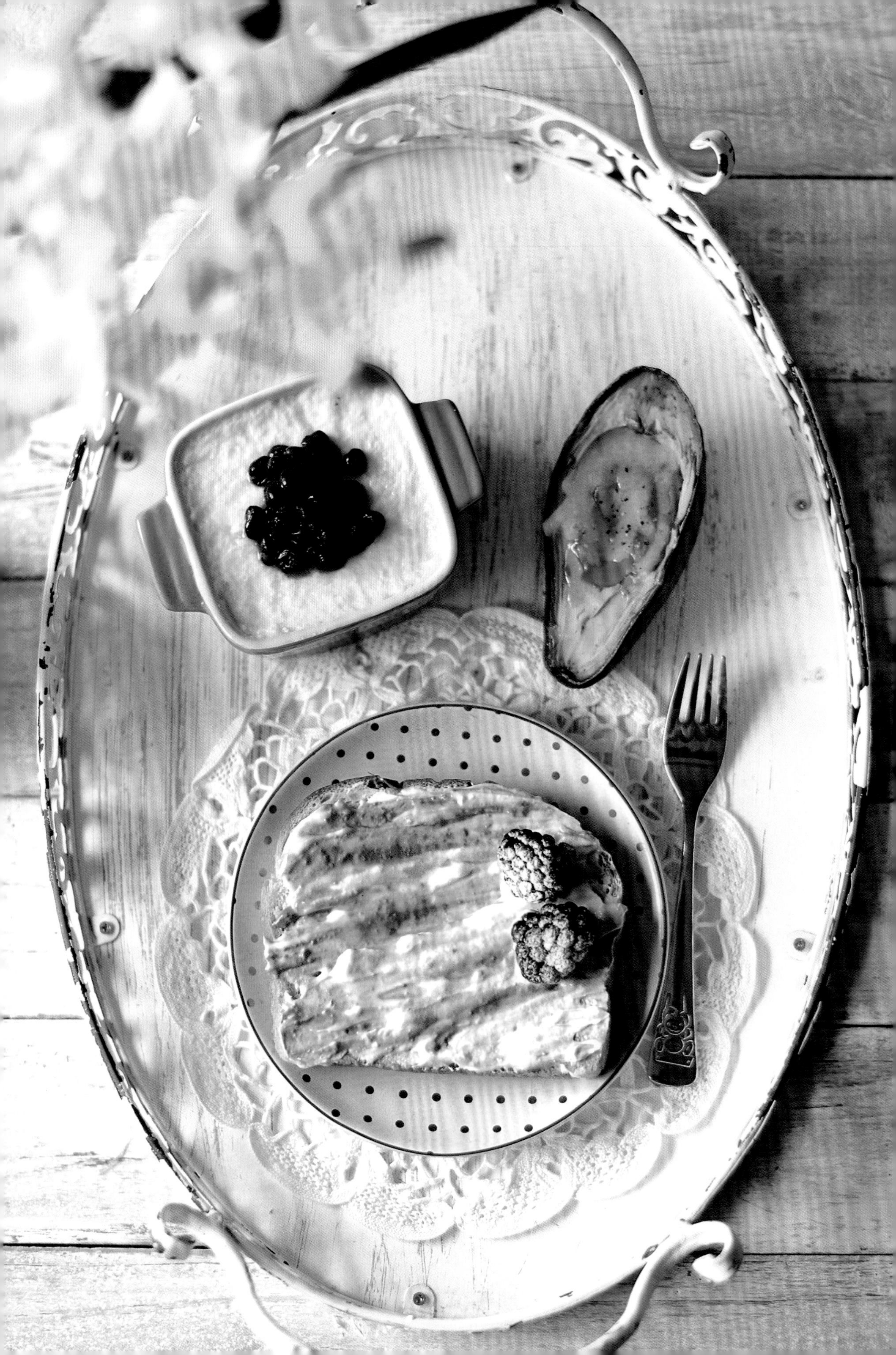

牛油果的 4 款营养搭配

“减脂期能不能吃牛油果”是一直存在争议的问题。从瘦身角度分析，它的热量并不低，100 克牛油果的热量有 171 千卡，脂肪含量为 15.3 克 [数据来自《中国食物成分表标准版（第 6 版）》]，属于高脂肪食物。从营养角度分析，牛油果含多种维生素以及丰富的脂肪酸和蛋白质，所含的脂肪酸主要是不饱和脂肪酸，油酸约占总脂肪含量的 47.2%，能降低“坏胆固醇”，升高“好胆固醇”，有利于心血管健康。胡萝卜素及钾、镁等元素的含量也远远高于普通水果，是不错的美容抗氧化水果和保护心脏的健康水果。同时，牛油果中的膳食纤维含量也很高，食用后可增强饱腹感，其中的不可溶性膳食纤维还能维持消化系统功能正常运行，可预防便秘。

综合来看，单纯靠吃牛油果减肥是难以实现的，很容易导致热量和脂肪摄入超标。而如果用牛油果代替一部分肉类和油脂，不但能增强饱腹感，还能瘦得更漂亮。作为资深牛油果热爱者，我研制了 50 多种低卡牛油果早餐搭配，解决了减脂期间热量摄入容易超标的问题，让体重更稳定地下降。

在这里总结几点吃牛油果的原则：

1. 用牛油果作为一部分脂肪来源，减脂期间建议男生每天只食用 1/2 个，女生每天食用 1/4；

2. 将牛油果切成小粒，拌入生菜、黄瓜、樱桃番茄、豆类做成沙拉食用，再增加一份蛋白质食材作为主食吃最佳；

3. 用牛油果代替高热量的黄油和奶油，做成低脂牛油果酸奶抹酱，既美味又无负担。

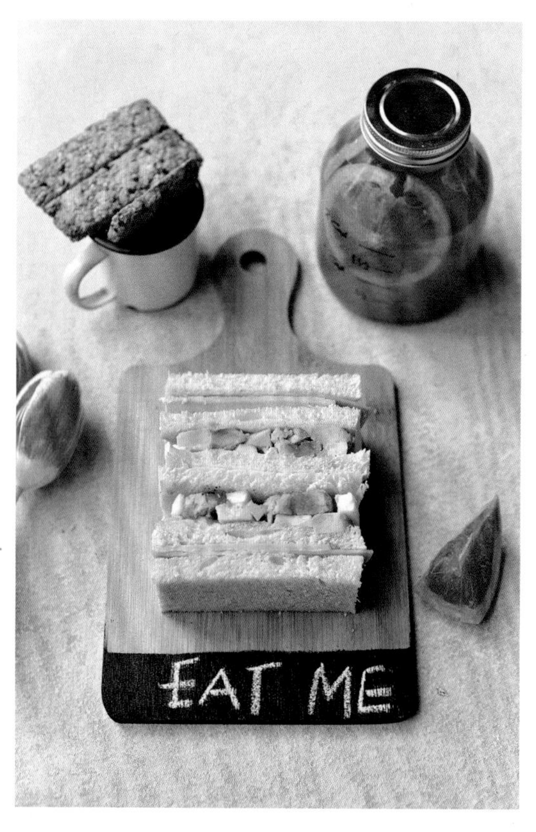

牛油果鸡蛋火腿奶酪三明治 + 西柚冷泡茶

273 千卡

食材 全麦面包 3 片，牛油果 1/4 个，鸡蛋 1 个，火腿 1 片，低脂奶酪 1 片

做法

1. 鸡蛋在沸水中煮 4 分钟，去壳，切成小粒；牛油果切小粒；全麦面包将边缘切除备用。
2. 在一片面包上放入火腿片、低脂奶酪片，再盖上一片面包，继续放鸡蛋粒和牛油果粒，将第三片面包放上后压紧实，从中间切开即可。
3. 夏天的早晨可以搭配一杯西柚水果冷泡茶食用，既可补充维生素，又能促进新陈代谢。

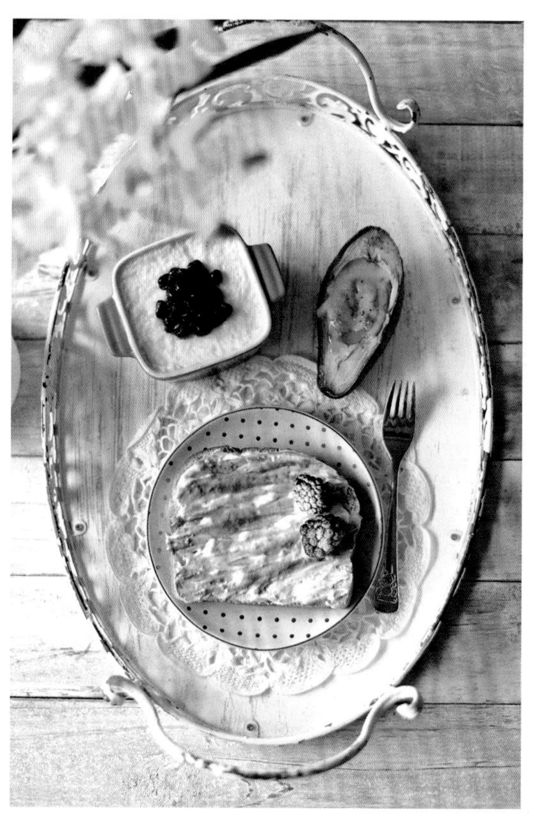

牛油果焗蛋 + 蜜豆双皮奶 + 火烧云吐司

314 千卡

食材 牛油果 1/2 个，鸡蛋 1 个，甜菜根泥适量，吐司 1 片，低脂酸奶 10 克，蜜豆双皮奶 120 克，黑胡椒粉、海盐各适量

做法

1. 牛油果去核，在中间打入鸡蛋，表面撒黑胡椒粉、海盐，放入烤箱，170℃烘烤 10 分钟。
2. 甜菜根泥和低脂酸奶搅拌成酱，抹在吐司片上，搭配蜜豆双皮奶食用。

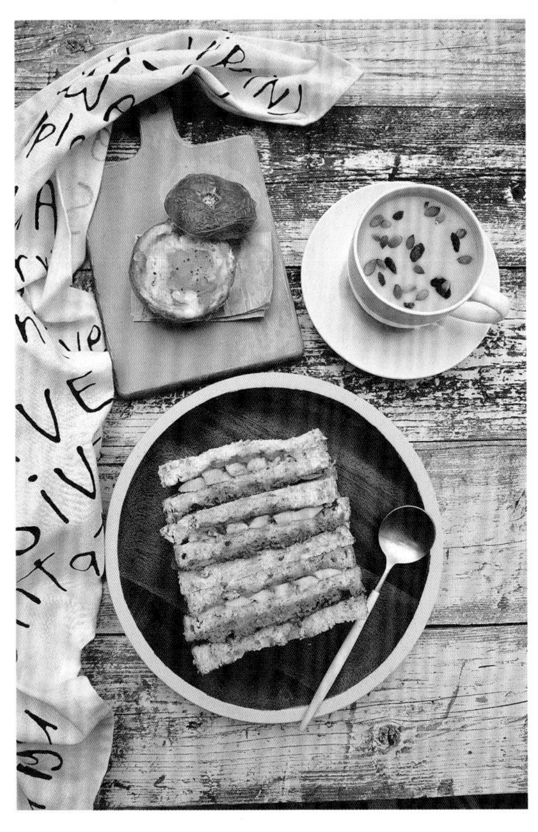

牛油果甜菜根鹰嘴豆泥彩虹三明治 + 番茄芝士烘蛋 + 黄豆丑耳紫薯杏仁糊

339 千卡

食材 杂粮吐司 3 片，鹰嘴豆甜菜根酱适量，牛油果 1/2 个，生菜叶 2 片，金枪鱼碎 30 克，番茄 1 个，鸡蛋 1 个，芝士条适量，丑耳、黄豆、杏仁、紫薯各适量

做法

1. 牛油果切片，将杂粮吐司面包分层抹上鹰嘴豆甜菜根酱，放入牛油果片、生菜叶、金枪鱼碎，压紧实后切段，露出漂亮的切面。
2. 番茄将中间挖空，加入芝士条、鸡蛋，放入 180℃的烤箱中烤 15 分钟。
3. 丑耳、黄豆、杏仁提前一晚泡好，早上放入料理机，加入切丁的紫薯，做成细腻无渣的营养糊。

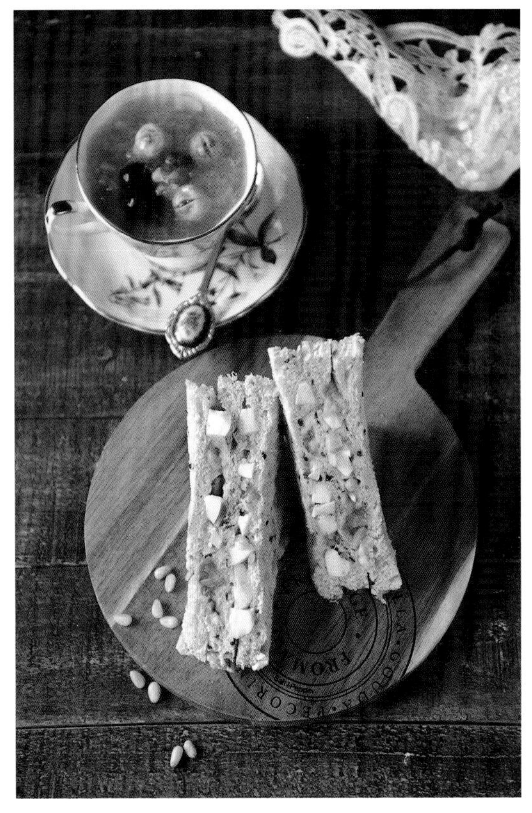

牛油果鸡蛋松仁三明治 + 无糖莲子枸杞银耳羹

302 千卡

食材 南瓜仁全麦面包 3 片，牛油果 1/2 个，鸡蛋 1 个，松子 1 大勺，低脂奶油奶酪 2 勺

做法

1. 鸡蛋在沸水中煮 4 分钟，去壳，切成小粒；牛油果也切小粒，一同放入小碗中，加入松子、低脂奶油奶酪拌匀。
2. 均匀地铺在一片面包上，接着盖上另一片面包，再继续铺一层鸡蛋牛油果粒，最后放上第三片面包，压紧实。
3. 将面包切成 2 个三角形，如果分两次食用，另一半可裹上保鲜膜，放入冰箱保存 1 天。

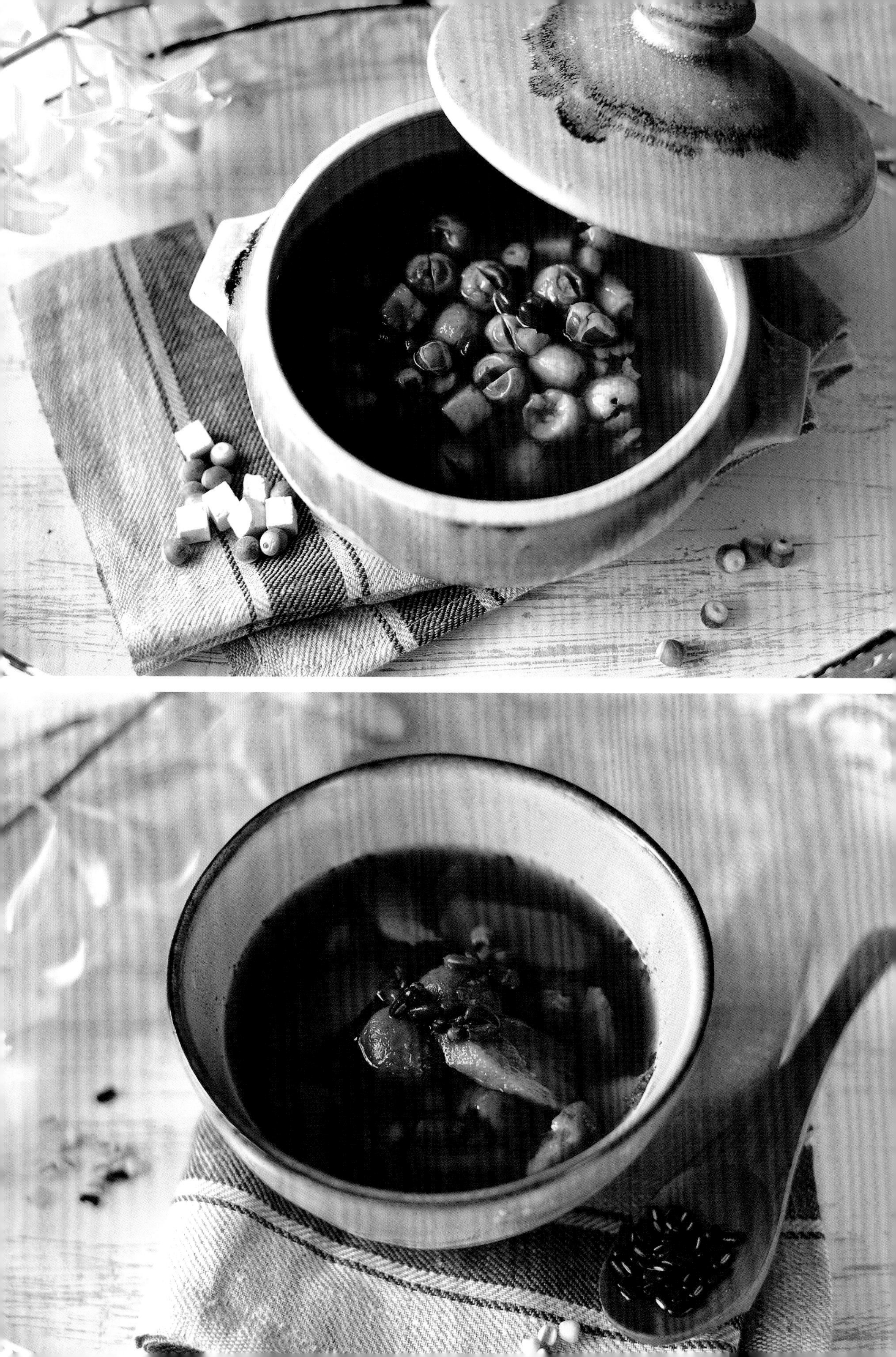

茯苓芡实莲子红豆祛湿消肿汤

特别推荐这道在立夏就可以开始喝的茯苓芡实莲子红豆汤，在增强脾脏运化功能的同时，可以祛除湿气，湿寒、湿热体质都可以食用。也可以将这些食材用料理机打成米糊，搭配一个鸡蛋、一份白灼蔬菜，就是很棒的夏季祛湿营养早餐。

食材

茯苓 15 克
芡实 15 克
莲子 25 克
红豆 25 克
（一天 2 次的分量，可作为早餐或下午加餐食用）

做法

1. 茯苓、芡实至少浸泡 2 小时；红豆可提前一晚浸泡；莲子无需泡水，冲洗干净即可。
2. 将泡好的所有食材放入电饭锅中，加水 800 毫升，按煮粥键。如果用汤锅或砂锅煮，水要略加多一些，煮沸后转小火煮 1 小时。最后不仅要喝汤，食材最好也吃掉，祛湿健脾的效果才更好。

100 克热量：115 千卡

赤小豆薏米山药祛湿健脾汤

提到祛湿，很多人都会想到红豆薏米汤，它虽然能祛湿气，但对于舌苔白厚、属于湿寒体质的女生来说，效果可能并不好，还会使分泌物的量增多，让原本正常的脾胃功能变差。
这类体质的女生在基础配方上应增加铁棍山药，以健脾益气补肺。另外，要将薏米在平底锅炒到发黄再炖煮，可祛湿且不会加重体寒，再加 6 颗桂圆肉温补心脾，对寒湿、脾胃不适、腹胀的人来说，效果要好很多。

食材

炒薏米 20 克
赤小豆 20 克
铁棍山药片 15 克
桂圆肉 6 颗（1 人一次的分量）

做法

1. 将炒薏米、赤小豆浸泡 2 小时，铁棍山药片和桂圆肉洗净。
2. 浸泡的水倒掉，冲洗一遍食材，全部放入煲锅，加 500 毫升水，大火煮开，转小火焖煮 1 小时即可。若用电饭锅或电压力锅，按煮粥键更方便。

100 克热量：89 千卡

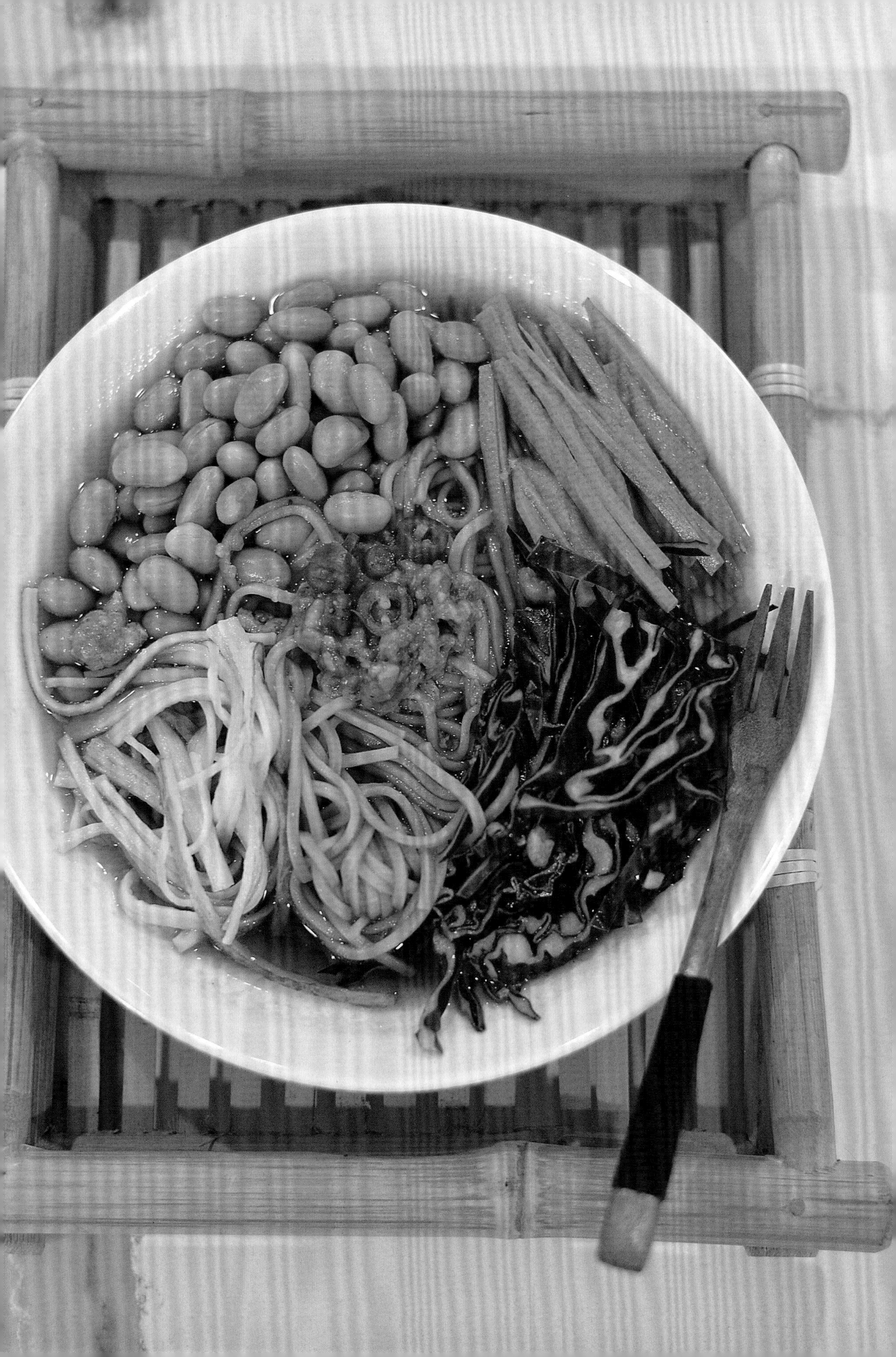

低盐彩蔬荞麦面

食材

低盐绿茶荞麦面 50 克
毛豆 40 克
紫甘蓝 20 克
胡萝卜 20 克
蟹肉 15 克
小米辣 1 个

调料

陈醋 15 毫升
生抽 10 毫升
麻油 5 毫升
花生酱 5 克
黑胡椒粉适量

做法

1. 将水烧开，放入荞麦面煮 4 分钟，煮好后将面条倒入冰水中稍微浸泡。
2. 将毛豆、蟹肉煮熟后备用。紫甘蓝、胡萝卜切成细丝后焯水 15 秒。
3. 制作酱汁：将陈醋、生抽、麻油、花生酱、黑胡椒粉和切碎的小米辣放入 100 毫升凉水中拌匀。
4. 捞出荞麦面，摆放胡萝卜丝、紫甘蓝丝，加入毛豆、蟹肉，浇上酱汁即可。

营养贴士 低盐的绿茶荞麦面、富含钾的毛豆、纤维素丰富的紫甘蓝，即使是水肿型肥胖的人也可以安心食用。

总热量：387 千卡

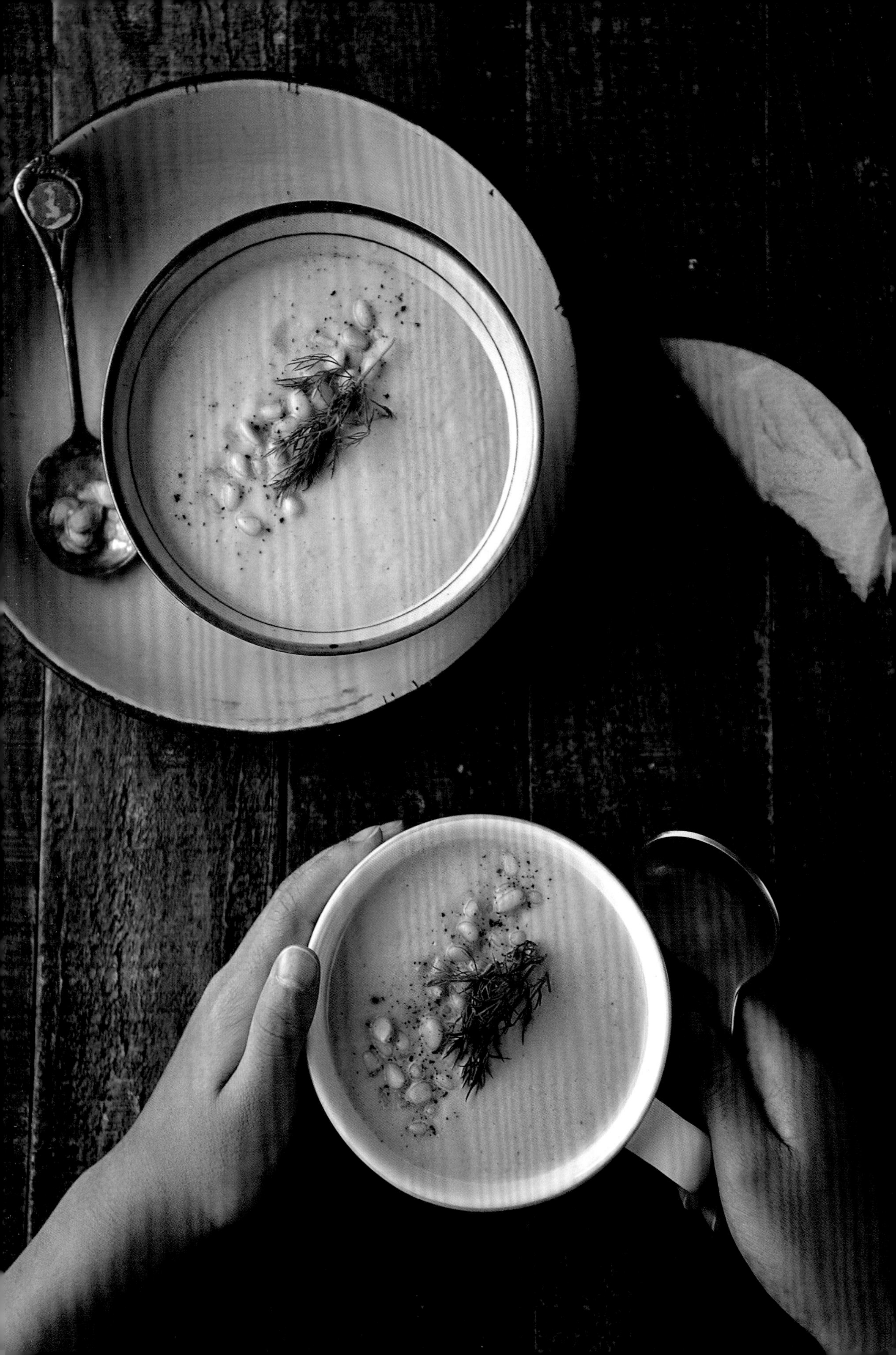

南瓜胡萝卜松子精力汤

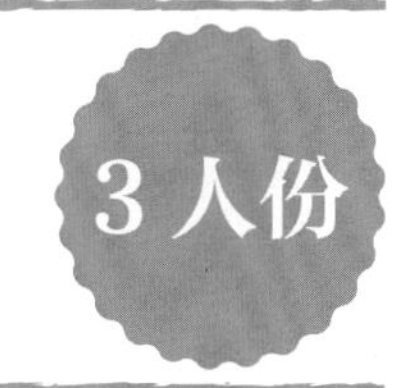

食材

南瓜 250 克
虾仁 10 个
胡萝卜 1 根
蒜 3 瓣
小洋葱 15 克
橄榄油 10 毫升
牛奶 50 毫升
蔬菜高汤 200 毫升

调料

海盐 3 克
黑胡椒粉适量
芽苗菜或香草适量
松子仁或杏仁碎 10 克

做法

1. 南瓜和胡萝卜洗净外皮，切成 2 厘米大小的块。
2. 蒜、小洋葱切末；平底锅内放入橄榄油，加蒜末、洋葱末炒至熟软。
3. 接着放入胡萝卜块、南瓜块一起翻炒，让洋葱和蒜的香气覆盖所有食材。
4. 再倒入清水或蔬菜高汤，加入适量牛奶，撒海盐、黑胡椒粉，放入虾仁，大火煮开，加盖再炖 20 分钟至南瓜熟透，关火。
5. 待稍微冷却，倒入料理机中高速搅打成浓汤。如果觉得太浓稠，可加入适量牛奶调和，再搅打均匀。
6. 最后用芽苗菜或香草放在浓汤上点缀，撒松子仁或杏仁碎即可。

营养贴士

南瓜热量低，100 克才 23 千卡，含有丰富的果胶、多糖类，能调节胃内食物的吸收速度，使糖类吸收减慢；所含的可溶性膳食纤维能延缓胃内食物的排空，控制饭后血糖上升。胡萝卜中的类胡萝卜素在维持正常视觉的同时，还能保护骨骼健康。

细滑又香浓的南瓜胡萝卜松子精力汤，保留了南瓜中的所有营养，具有美肤、塑身、抗衰老的作用。不仅可以在减脂期食用，还可以将其作为宝宝辅食。

总热量：109 千卡 / 人

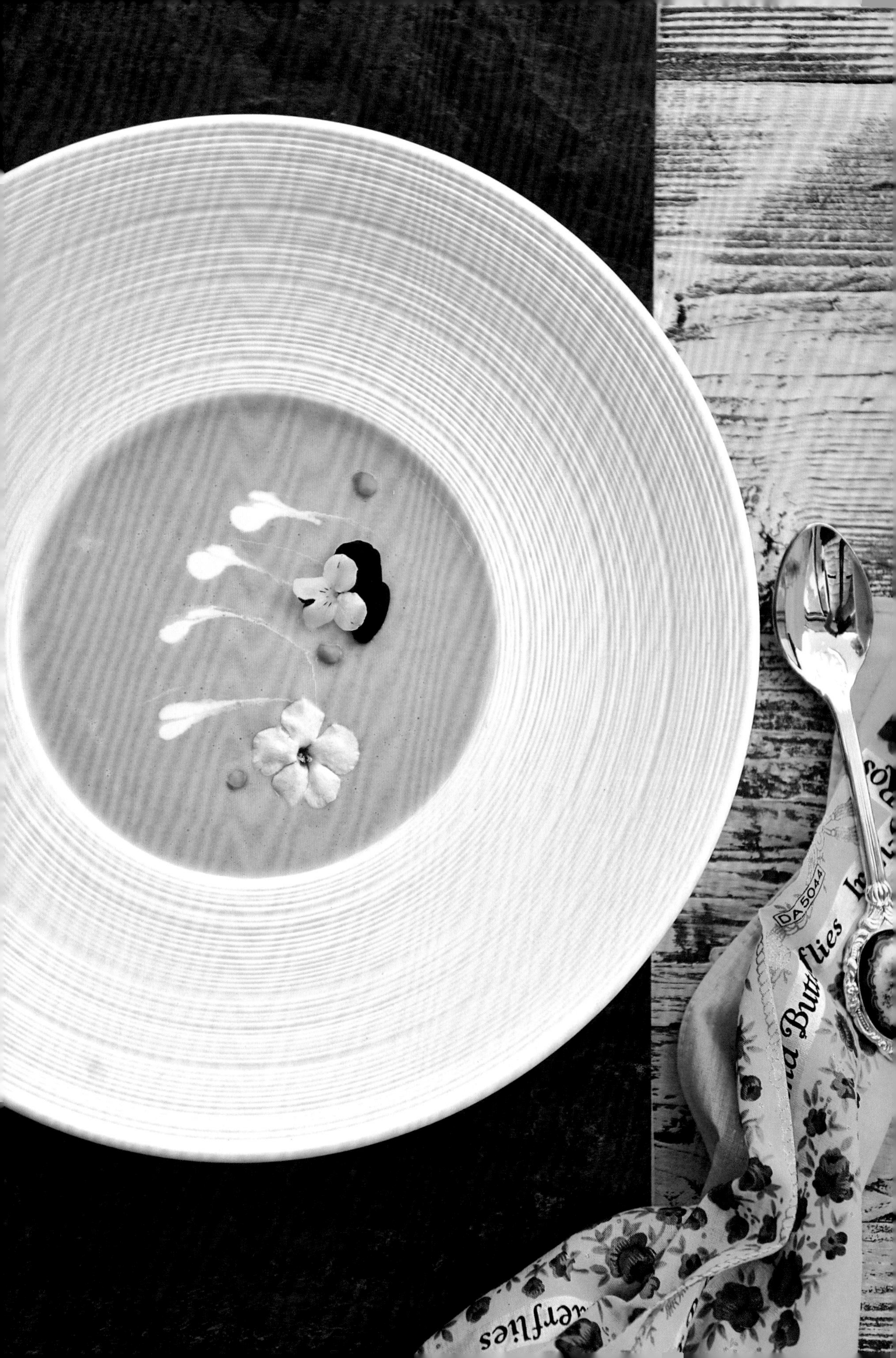

豌豆西蓝花菠菜腰果精力汤

食材

西蓝花 100 克
菠菜 100 克
豌豆 50 克
脱脂牛奶 100 毫升
洋葱 1/2 个
蒜 3 瓣
腰果 10 克

调料

橄榄油 5 毫升
海盐、黑胡椒粉各适量

做法

1. 西蓝花洗净切块，豌豆洗净，洋葱切丁，蒜切末，菠菜切段。
2. 平底锅放橄榄油，炒香蒜与洋葱。
3. 放入西蓝花、豌豆炒 2 分钟，再放入菠菜、腰果翻炒 1 分钟，加入水或脱脂牛奶，没过食材。
4. 加海盐、黑胡椒粉调味，中火煮 3 分钟。
5. 将煮好的所有食材（包括汤汁）一起放进料理机中搅打均匀，倒入碗中食用。

营养贴士

西蓝花属十字花科蔬菜，含有丰富的维生素 C、胡萝卜素、类黄酮等营养成分，以及钙、铁、钾、磷、锰等元素，是集众多精华于一身的“绿色保健品”。减脂期间至关重要的一点就是，在控制热量的同时还要满足饱腹感，这时候西蓝花浓汤就能派上用场。西蓝花拥有丰富的膳食纤维，搭配豌豆、菠菜这些绿色营养食材，在增强饱腹感的同时，还能摄取到优质的植物蛋白质，加入坚果（腰果或杏仁、核桃），可以补充减脂期缺乏的不饱和脂肪酸，能够充分满足瘦身人士减脂增肌的需求。

早餐用这样一份精力浓汤搭配法棍或全麦面包食用，不仅方便快捷，热量还不高，属于低热量高纤维食物。即便不放糖、不加黄油，口感依然满分。

总热量：266 千卡

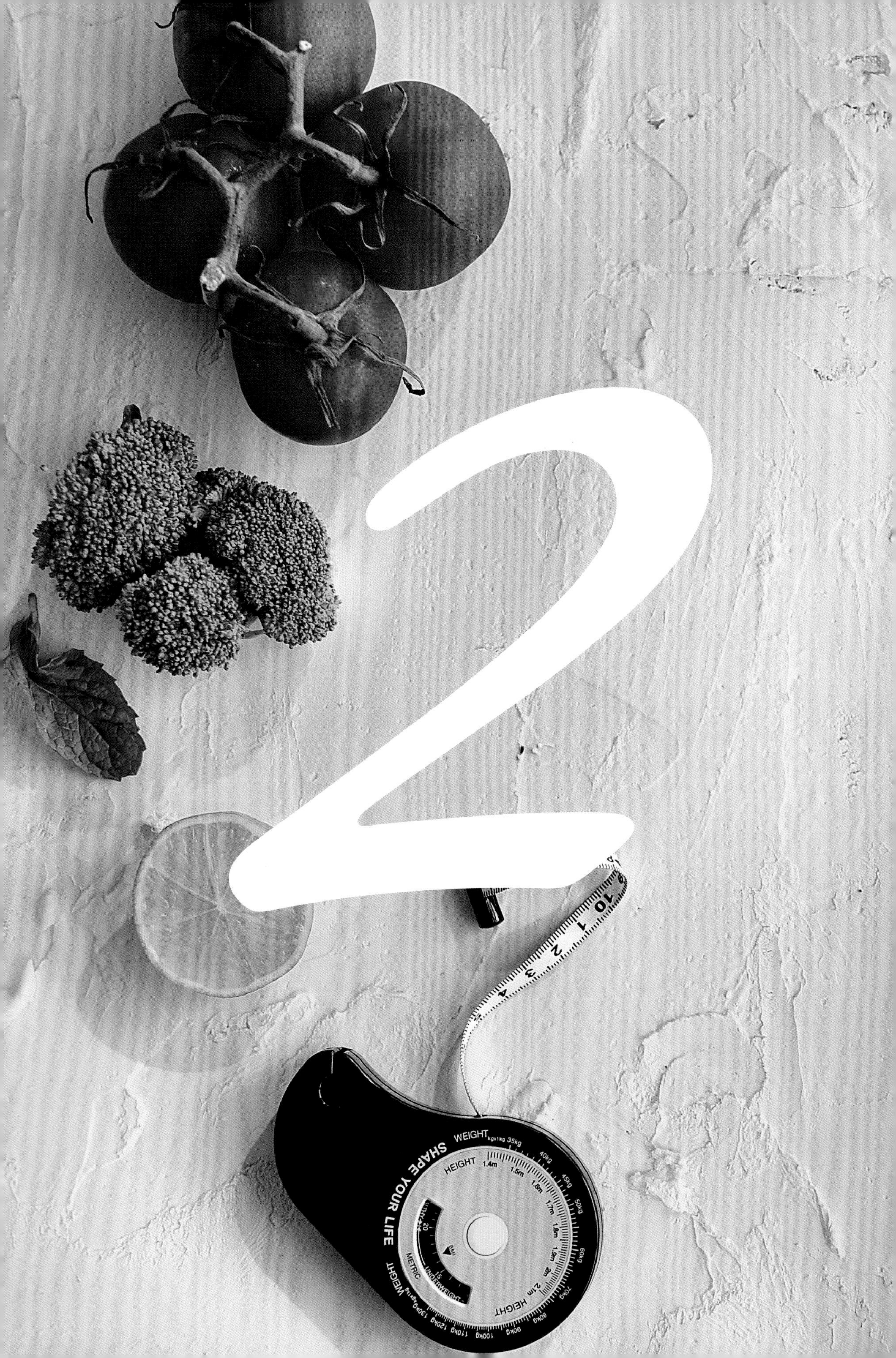
2
SHAPE YOUR LIFE
WEIGHT
HEIGHT
METRIC
UNDERWEIGHT

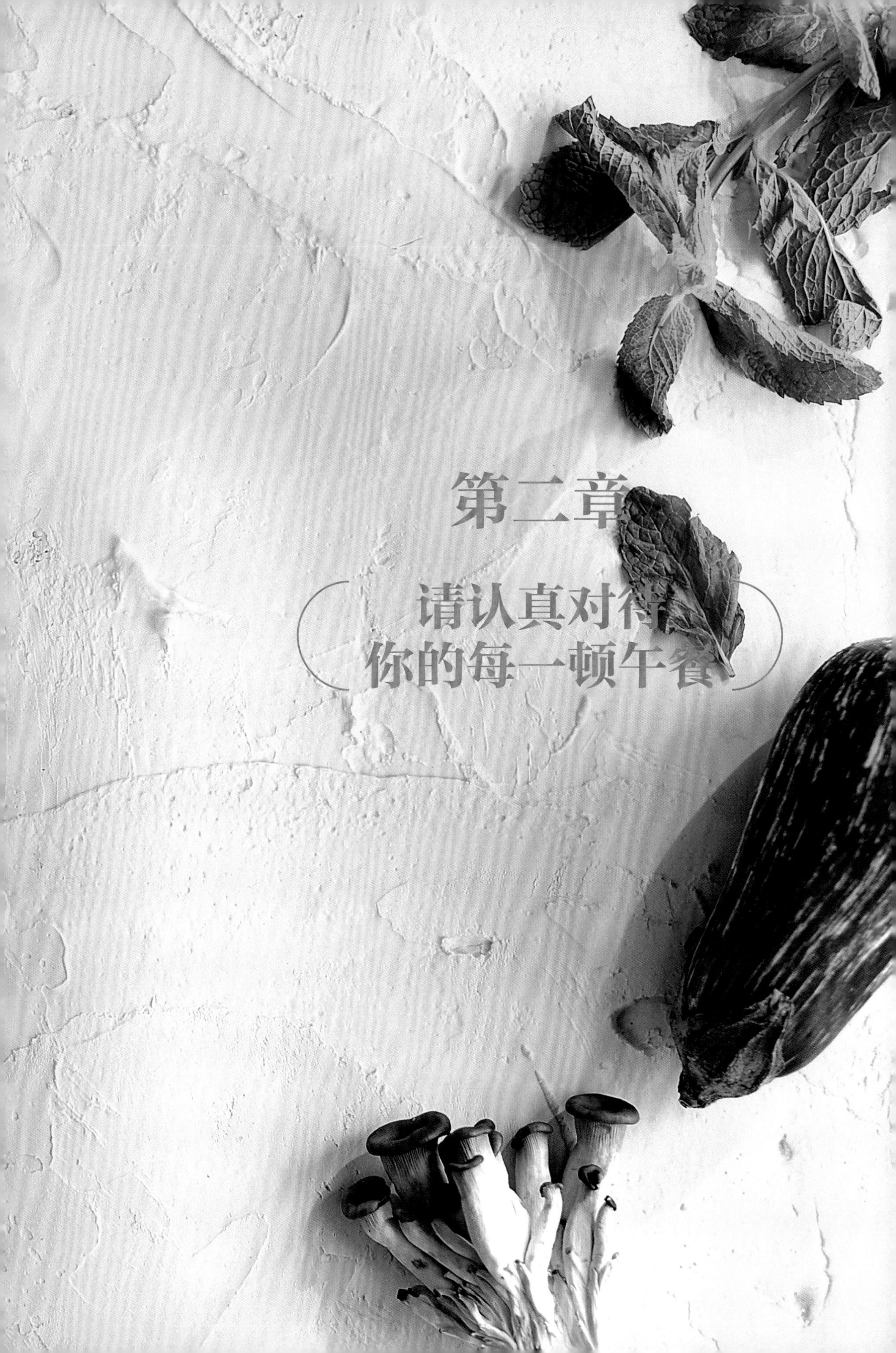

第二章

请认真对待你的每一顿午餐

四季低脂营养午餐便当

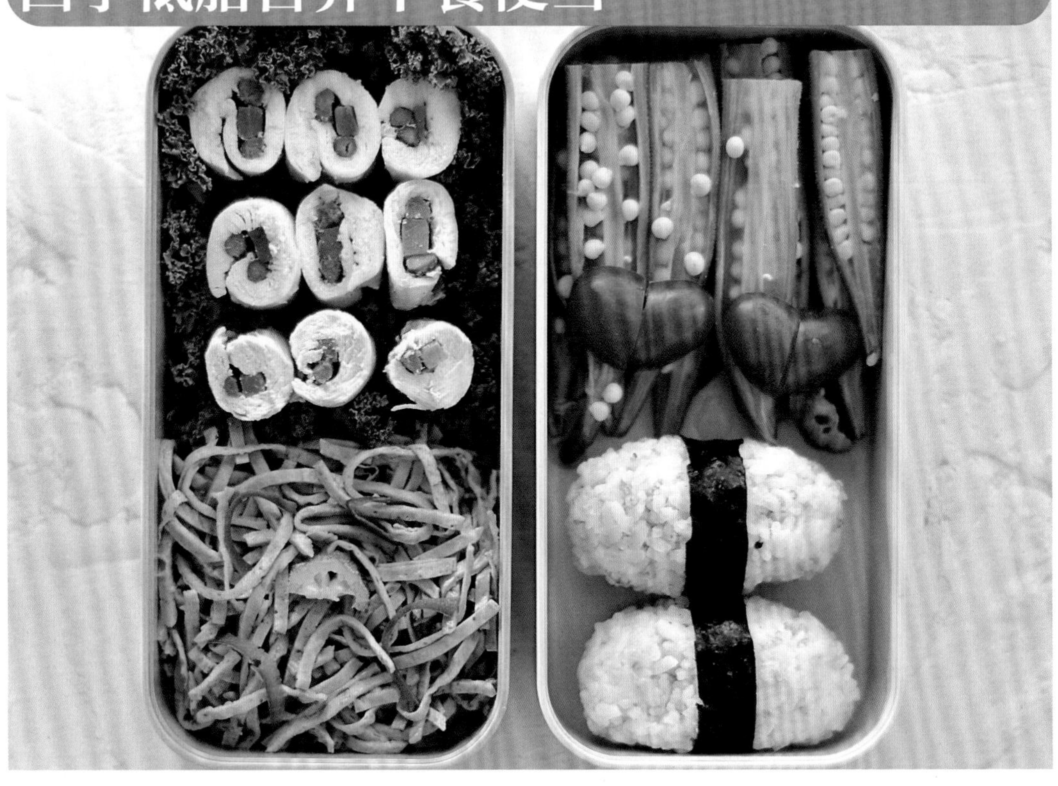

芦笋酸奶鸡肉卷 + 拌豆皮 + 白灼秋葵

便当搭配：饭团　总热量：488 千卡

食材　鸡胸肉 120 克，胡萝卜 20 克，芦笋 4 根，无糖酸奶 20 克，蒜泥 1 勺，豆皮丝适量，秋葵适量

调料　海盐适量，橄榄油 5 毫升，胡椒粉适量，醋 1 勺，麻油 1 勺，辣椒油 1 勺，生抽 1 勺

营养贴士　鸡胸肉低脂肪高蛋白，非常适合需要减脂的上班族作为午餐。做成蔬菜鸡肉卷，造型美观，营养丰富，放凉后蘸着辣酱吃味道也很不错，既能做便当主菜，也可作为健身后的增肌餐点。

做法

1. 胡萝卜切细条，芦笋削皮、切条备用。
2. 鸡胸肉用肉锤轻轻敲打，横切成薄厚均匀的两片，加无糖酸奶、海盐、橄榄油、胡椒粉抓匀腌制 10 分钟。
3. 将胡萝卜条、芦笋条横向摆放在鸡肉片中间。
4. 用鸡肉包裹蔬菜卷紧，裹上一层锡纸，将两头扭紧防止散开。
5. 蒸锅加水后开大火，放入鸡肉卷，水开后蒸 10 分钟。
6. 取下锡纸，切成 2 厘米宽的小卷。
7. 豆皮丝泡发后煮 5 分钟，拌入醋、麻油、辣椒油；秋葵洗净切好，烫熟，淋生抽即可。
8. 可搭配饭团做成便当，加一些樱桃番茄等作为点缀。

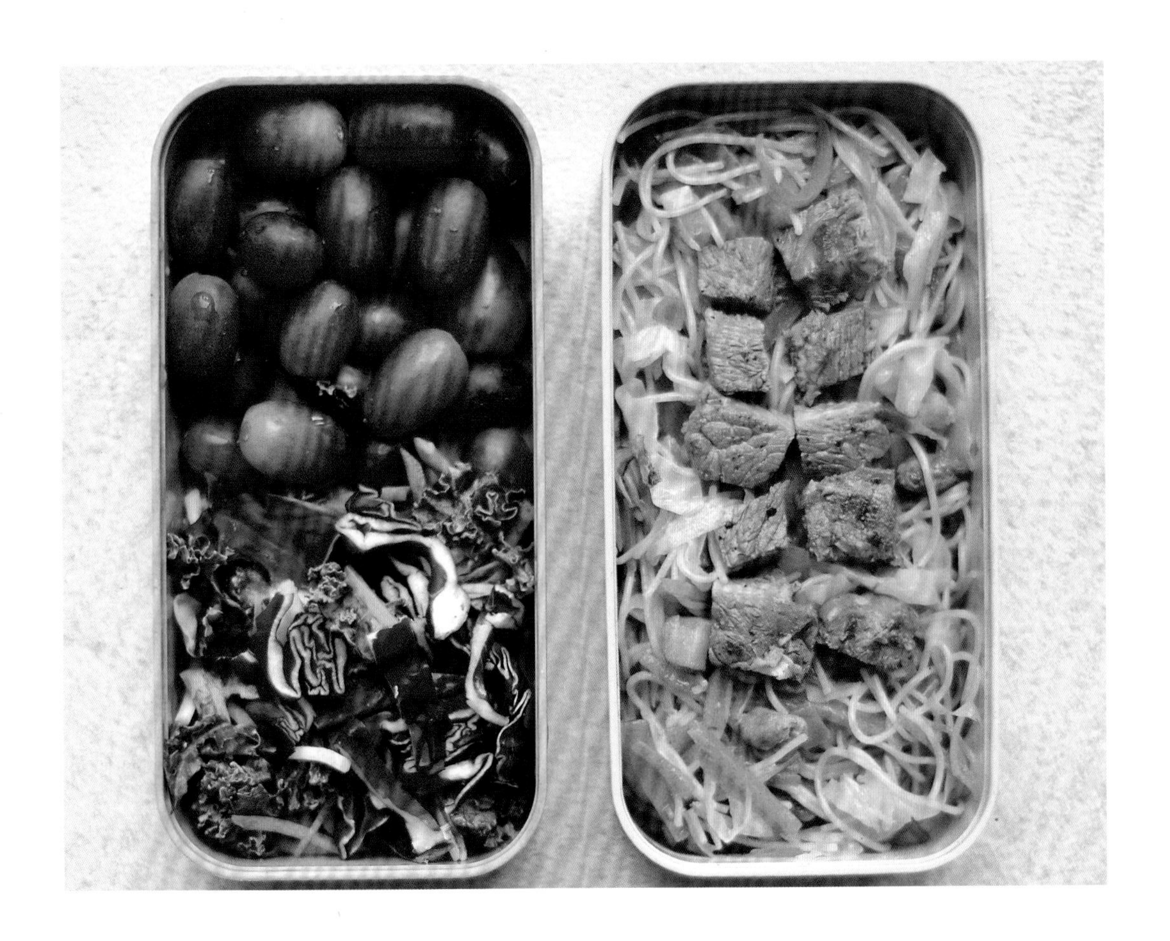

牛肉块胡萝卜卷心菜炒米粉

便当搭配：红提　　总热量：390 千卡

食材　牛里脊肉 100 克，胡萝卜 1 根，卷心菜 50 克，干贝 5 粒，干米粉 50 克

调料　生抽 1 勺，葵花籽油 2 勺，盐、黑胡椒粉、海盐各适量

营养贴士　卷心菜富含维生素 C，钙含量也是蔬菜中的佼佼者，再加入营养丰富的胡萝卜、鲜美的干贝、柔嫩多汁的牛肉粒，能让人摄取到多种维生素、矿物质和优质蛋白。干米粉的热量并不比米饭低，可以通过搭配各种蔬菜丝、控制油的使用量、用焖煮的烹饪方式降低热量摄取。可搭配红提食用。

做法

1. 牛里脊肉切成小块，用黑胡椒粉、海盐腌制 5 分钟。
2. 平底锅加入 1 勺油，大火煎牛肉块，2 分钟后盛出，放入碗中备用。
3. 卷心菜洗净、切成细丝，胡萝卜切细丝备用。干贝和干米粉用温水泡 5 分钟。
4. 平底锅加油，将卷心菜丝、胡萝卜丝先放入，用大火急炒，待蔬菜稍微变软后放入泡好的干贝翻炒。
5. 再把泡好的米粉放入锅中，用筷子将食物混合均匀，加适量水，调入生抽焖煮熟透。
6. 最后加入煎熟的牛肉块翻炒 1~2 分钟即可出锅。

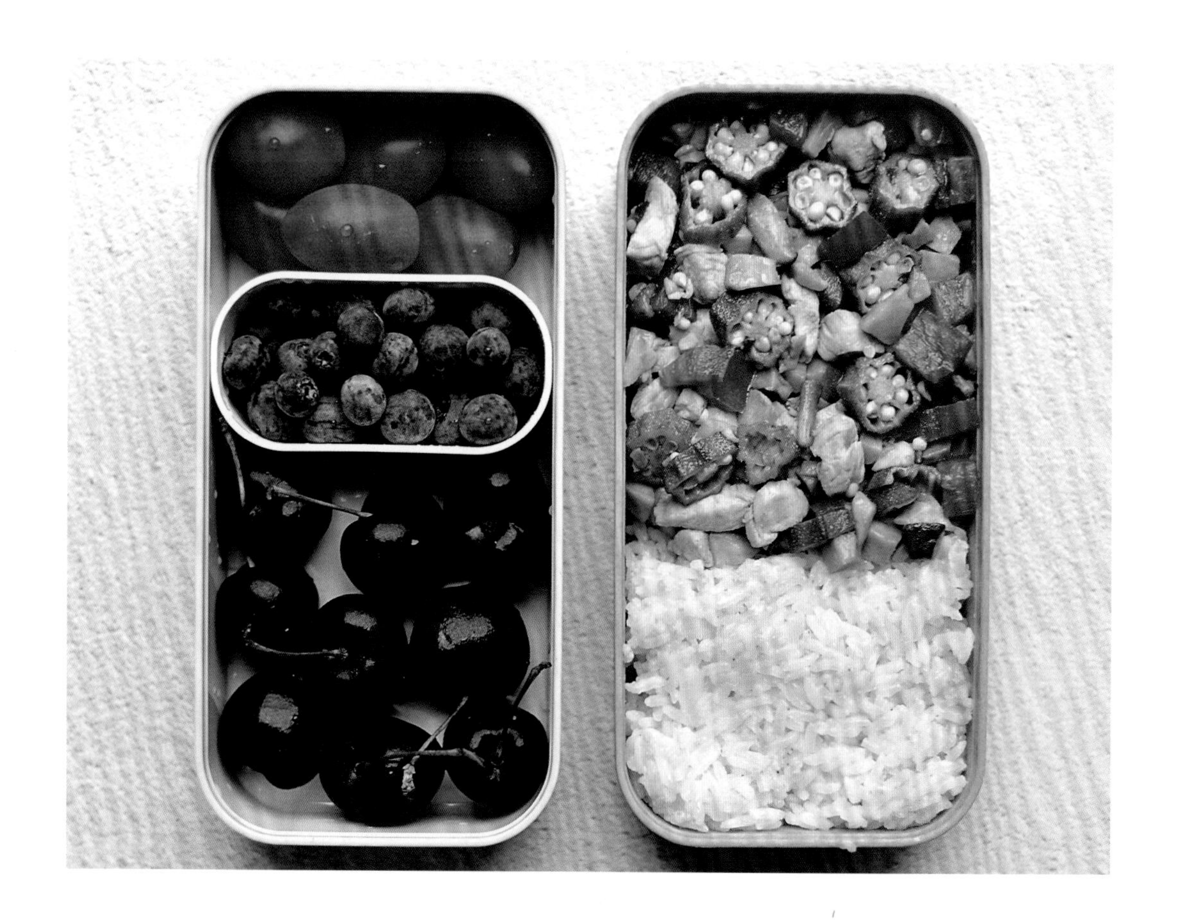

秋葵甜椒炒鸡丁配二米饭

便当搭配：蓝莓、樱桃等水果 总热量：467 千卡

食材 秋葵 100 克，红彩椒 1/2 个，蘑菇 60 克，鸡胸肉 120 克，大米 20 克，小米 20 克

调料 生抽 1 勺，橄榄油 1 勺，海盐、黑胡椒粉各适量

营养贴士 秋葵口感柔嫩，含有果胶及多糖组成的黏性物质，具有帮助消化、保护皮肤和胃黏膜的功效，是“保健蔬菜”之一。用秋葵和蘑菇搭配鸡肉炒香，不仅高蛋白低脂肪，还有丰富的膳食纤维，对因减肥引起的便秘有缓解作用。

做法

1. 鸡胸肉切成大小均匀的块状，撒海盐、黑胡椒粉抓匀，腌制备用。
2. 秋葵切小段，红彩椒切粒，蘑菇切丁。
3. 不粘锅倒入橄榄油，中火将腌制好的鸡胸肉炒熟盛出。
4. 锅中余油将秋葵、红彩椒粒、蘑菇丁炒至八成熟，再倒入鸡肉粒，加生抽调味，翻炒均匀即可关火。
5. 大米和小米做成二米饭。可以搭配蓝莓、樱桃等水果食用。

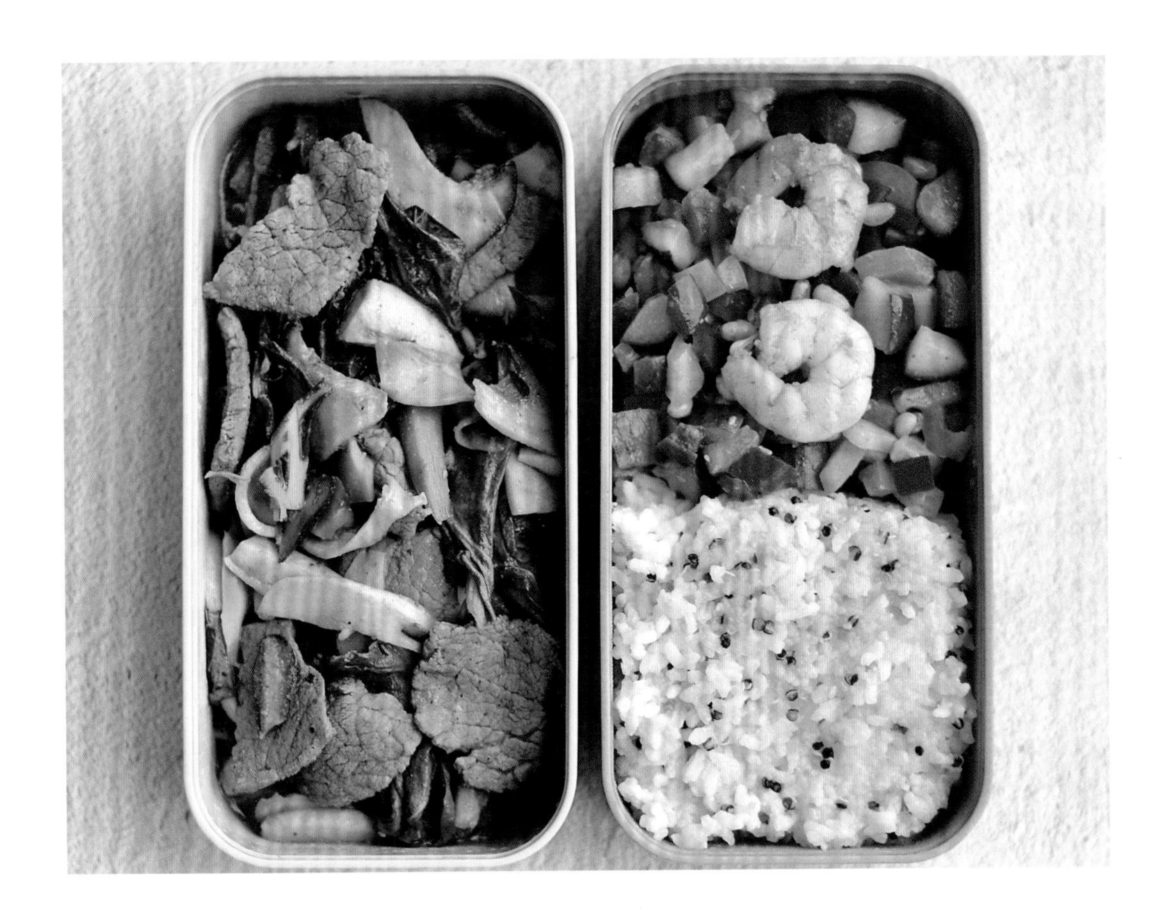

芥蓝杏鲍菇滑牛肉 + 黄瓜玉米虾仁 + 藜麦玉米饭

总热量：558 千卡

食材 牛里脊肉 100 克，芥蓝 200 克，杏鲍菇 1 个，黄瓜 1 根，玉米粒 20 克，青豆 20 克，虾仁 4 个，大米 20 克，藜麦 20 克，玉米糁 10 克

调料 蚝油 1 勺，橄榄油 2 勺，蛋清 1 勺，淀粉 1 勺，黑胡椒粉适量，姜 3 片，盐 1 勺

营养贴士 冬季便当要适当增加蛋白质和碳水化合物的摄取，增加身体御寒能力。牛肉中富含优质蛋白质和铁。芥蓝的胡萝卜素、维生素 C 含量非常高，并含有丰富的硫代葡萄糖苷，它的降解产物叫萝卜硫素，是蔬菜中最强有力的抗癌成分。

做法

1. 牛里脊肉切成薄厚均匀的小片放置碗中，姜片切成细丝。
2. 牛肉片中放入蚝油、蛋清、淀粉、黑胡椒粉和少许油抓匀，腌制 15 分钟。这样做出来的牛肉非常嫩滑。
3. 芥蓝洗净后将根部削皮，斜刀切片，叶子切成长段。
4. 杏鲍菇去根，切成片状；黄瓜切成小粒。
5. 炒锅中加 1 勺油，放入姜丝爆香，倒入腌制好的牛肉片，大火翻炒几分钟至熟。
6. 用余油炒熟芥蓝、杏鲍菇片，加入盐调味。
7. 将牛肉片放入一起翻炒 2 分钟，出锅即可。
8. 另起锅，炒熟虾仁、黄瓜、玉米粒和青豆粒即可。将大米、藜麦、玉米糁做成饭。

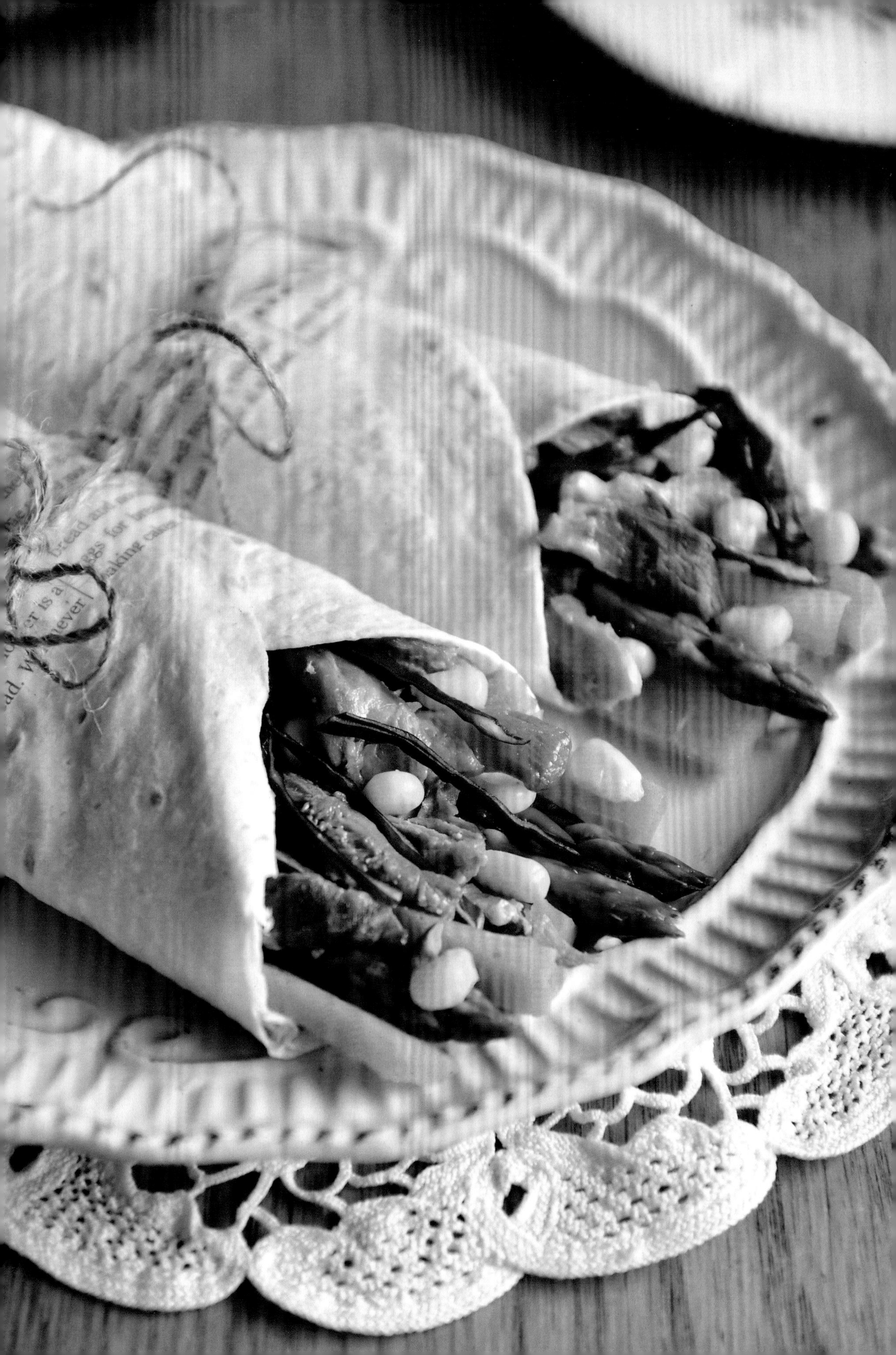

五彩牛肉卷饼

食材 胡萝卜 1 根
芦笋 6 根
玉米粒 20 克
紫甘蓝 15 克
牛腱子肉 150 克
饼皮 2 张

调料 生抽 2 大勺
料酒 1 勺
盐适量
自制番茄酱 1 勺

香料 八角 1 个
桂皮 1 小段

做法

1. 小汤锅中放入水，加入牛腱子肉，倒入生抽、料酒、盐，放入八角、桂皮，大火煮开后转小火再焖煮 1 小时（这一步可在头一天晚上备好）。
2. 煮好的牛肉切成手指宽的长条状。
3. 胡萝卜切细丝，和玉米粒一同烫熟；芦笋在沸水中烫 30 秒取出；紫甘蓝切细丝。
4. 在每一个饼皮中加入胡萝卜条、芦笋、3 条牛腱子肉，再加入紫甘蓝丝、玉米粒。使颜色尽可能丰富多彩。
5. 挤入适量番茄酱，将饼皮自底部往上卷，一侧往中间裹好，用牙签固定或用干净的食品绳子绑好即可，此份量一人可分 2 次食用。

营养贴士 多彩的蔬菜是营养素的宝库，能为人体提供丰富的维生素 A、维生素 C、钙、钾等营养物质。

脂肪含量低的牛腱子肉能为人体提供优质蛋白质和铁元素，让身体肌肉变紧实，增加代谢率，对体重和肌肉率的维持有很大帮助。

总热量：415 千卡

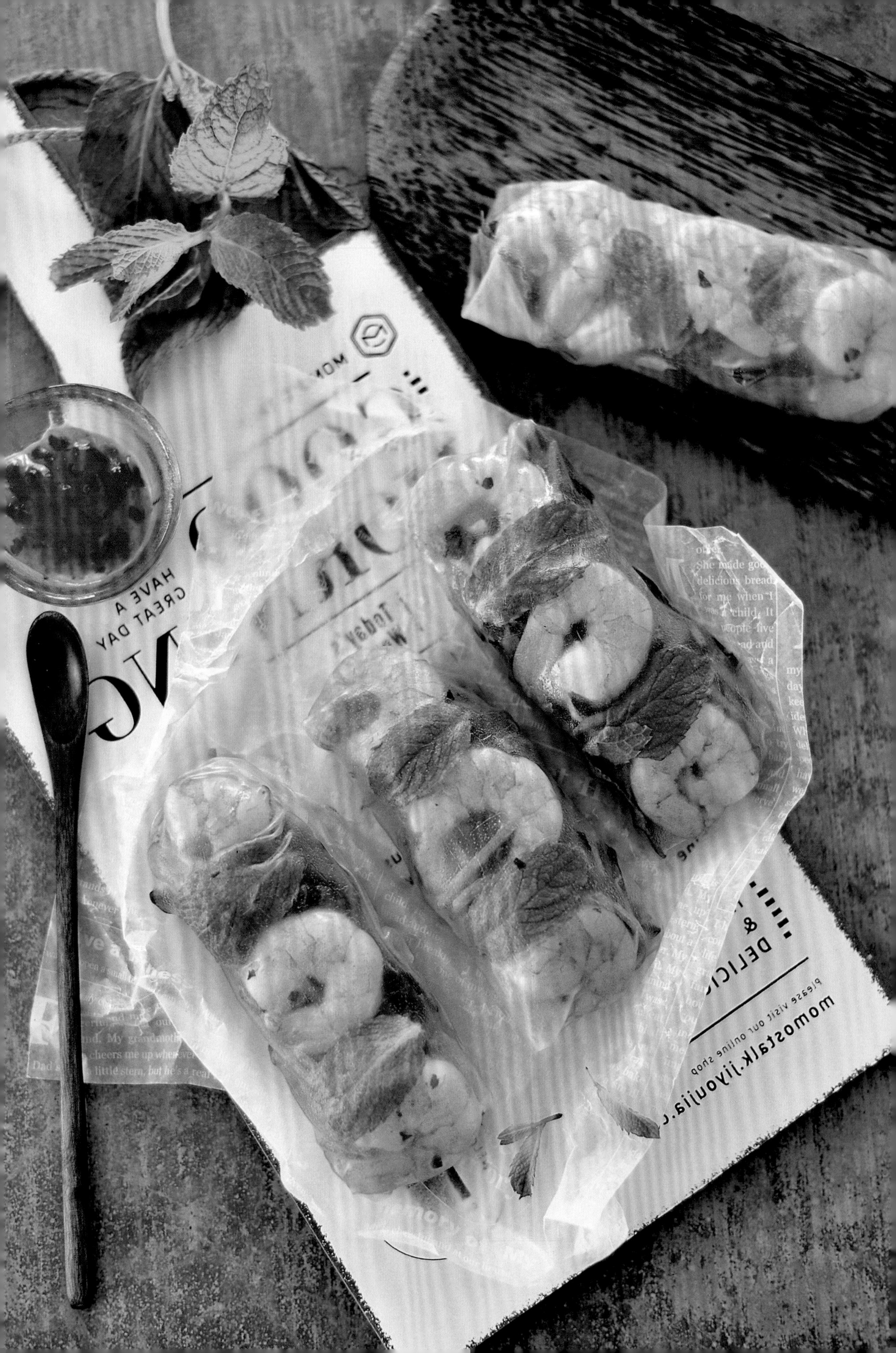
HAVE A
GREAT DAY
please visit our online shop

泰式虾仁鸡肉甜椒米卷

食材

泰国米纸 6 片
鸡胸肉 50 克
熟虾仁 50 克
红彩椒 20 克
胡萝卜 20 克
紫甘蓝 20 克
薄荷叶 1 把

调料

泰式甜辣酱 1 大勺
生抽 5 毫升
柠檬汁 1 勺
海盐适量

做法

1. 红彩椒取长方形的一小片，切成细丝备用；胡萝卜、紫甘蓝分别切细丝。
2. 将鸡胸肉加海盐、生抽、柠檬汁腌制 10 分钟，然后用中火蒸 10 分钟，撕成小条。
3. 泰国米纸先泡水，变软后取出沥干水分，在米纸中间先放入 3 个熟虾仁、2 片薄荷叶，再叠加鸡胸肉条、红彩椒丝、紫甘蓝丝等蔬菜。
4. 接着将米纸由左右两端向内包裹好，并将靠近身体的一侧米纸往前卷起，再稍稍压紧实往前滚动，让米纸完全包裹住食材，正面可露出漂亮的虾仁一面。
5. 依次做完所有的食材，包好的米卷直接蘸取泰式甜辣酱食用。

营养贴士

泰式米卷热量低，卷入的各种彩色蔬菜令人食欲倍增。紫甘蓝中富含花青素，红彩椒富含维生素 C、胡萝卜素等抗氧化物，能补充每日所需的膳食纤维和维生素。米卷中加入的鸡肉和虾仁低脂肪高蛋白，有利于身体吸收，无论是想快速减脂，还是作为日常饮食，都非常适合食用。

总热量：378 千卡

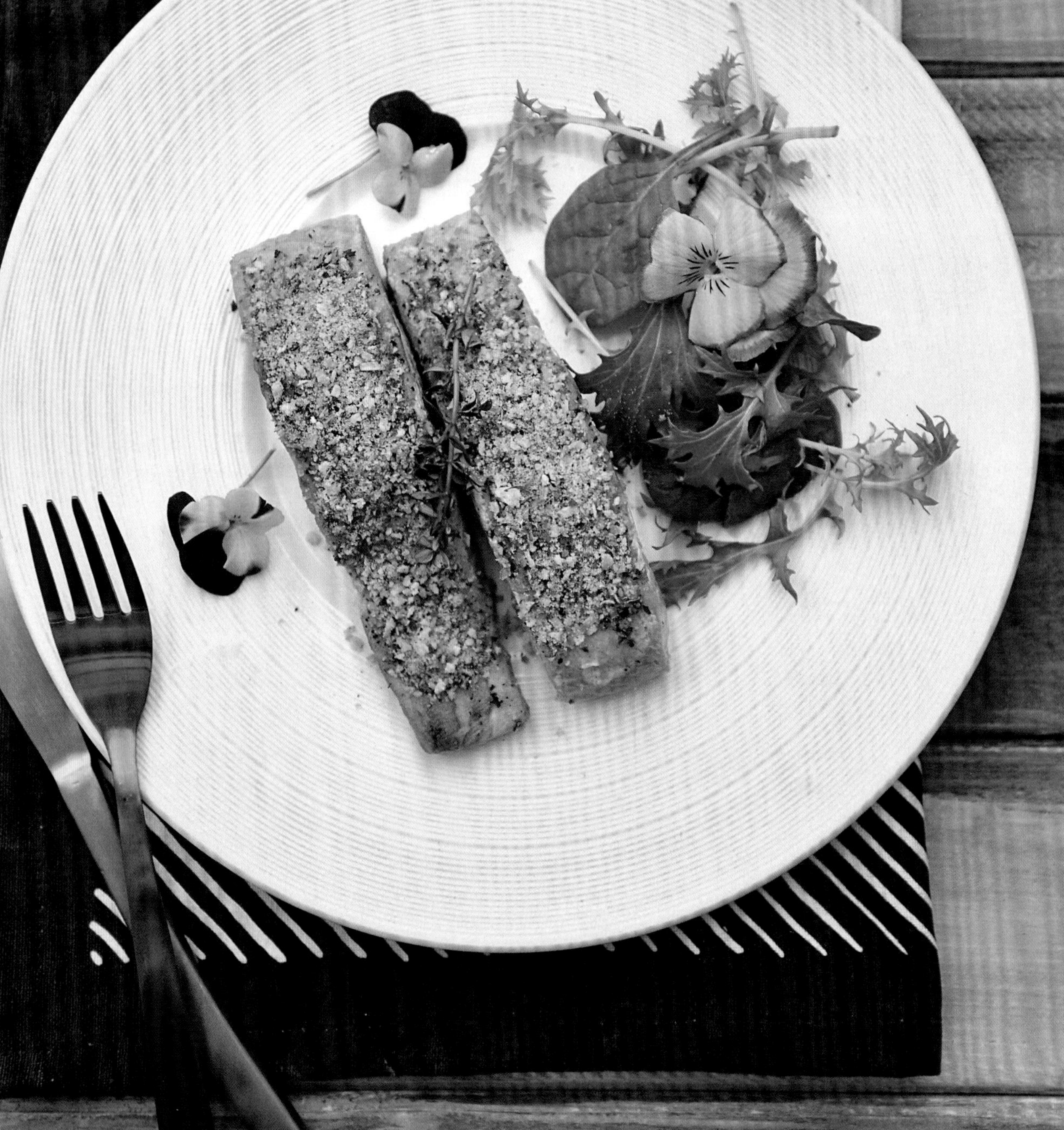

坚果三文鱼配沙拉菜

食材

三文鱼 150 克
大杏仁 20 粒
奶酪粉 15 克
沙拉菜 100 克
橄榄油 1 勺
海盐、黑胡椒粉各适量

油醋汁

蜂蜜 5 克
橄榄油 5 毫升
果醋 10 毫升

做法

1. 三文鱼洗净后用厨房纸巾擦干表面水分，两面撒海盐、黑胡椒粉，腌制 5 分钟；大杏仁切成细小的碎末备用。
2. 平底锅中倒入适量橄榄油，将三文鱼放入锅中，一面用大火煎 2 分钟，另一面用中火煎 2 分钟。三文鱼不要煎得过熟，一般将两面煎至金黄，里面还是橙红色的七八成熟时口感最佳。
3. 油醋汁用蜂蜜、果醋、橄榄油搅拌均匀，淋入沙拉菜中。摆盘时放在三文鱼旁边，撒杏仁碎、奶酪粉即可。香味和营养满分的轻食料理就完成了。

营养贴士

吃三文鱼除了对心血管有益外，对皮肤保养、抗衰老也有着重要作用。建议每周食用 1~2 次，每次不少于 80 克。

大杏仁也叫巴旦木，能增加饱腹感，不仅可以搭配瘦身早餐食用，还能搭配鱼类食用。每天只需食用 25 克，就能轻松满足一天所需的维生素 E、膳食纤维、不饱和脂肪酸等的大部分营养需求。

此款营养餐也可以在健身减脂时作为高蛋白食谱。断食过程中只需食用 60 克三文鱼，加无奶油豌豆泥和杏仁沙拉菜，就可以作为轻断食晚餐。三文鱼也可以换成其他鱼类，或用清蒸的方式制作。

总热量：341 千卡

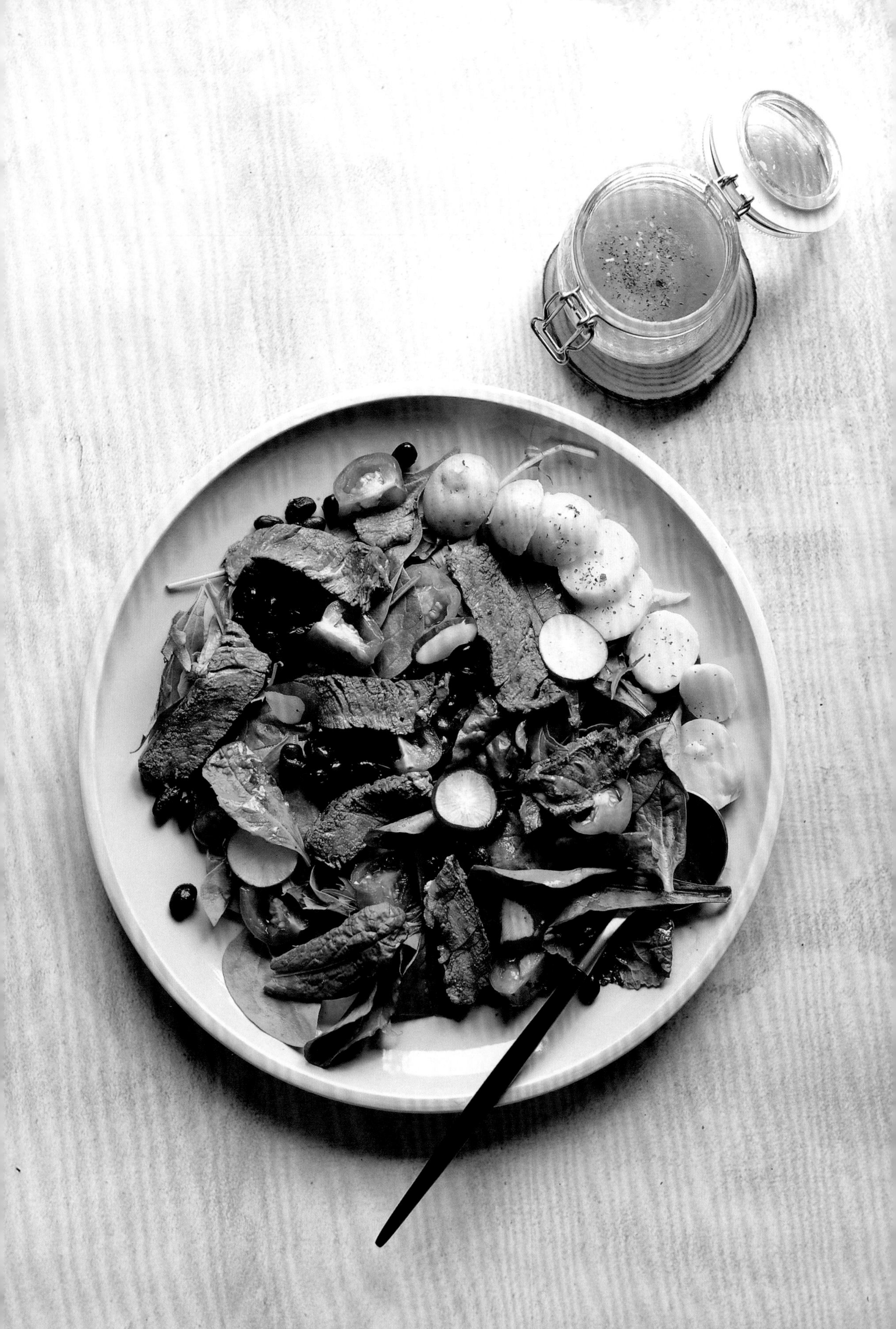

牛肉土豆黑豆主食沙拉

食材 牛里脊肉 100 克
嫩菠菜叶 30 克
小土豆 80 克
樱桃番茄 10 颗
小萝卜 4 个
熟黑豆 50 克
橄榄油 5 毫升

油醋汁 橄榄油 5 毫升
黑醋 10 毫升
蜂蜜 5 克
海盐、黑胡椒粉各适量

做法

1. 牛里脊肉洗净，用厨房纸巾吸干表面水分，两面分别撒海盐、黑胡椒粉，按揉一下牛肉表面，腌制 5 分钟。
2. 小土豆洗净，对半切开后放入水中煮熟。
3. 嫩菠菜叶洗净，樱桃番茄对半切开，小萝卜切片，放入沙拉碗中混合。
4. 制作油醋汁：将橄榄油、黑醋、蜂蜜放入小碗中，加海盐和黑胡椒粉搅打均匀，也可以放入小罐子里摇匀。淋在沙拉食材上拌匀。
5. 平底锅烧热，倒入橄榄油，将牛肉一面用大火煎 3 分钟，另一面用中火煎 2 分钟，切成小片，拌入沙拉中，最后加上小土豆，撒上熟黑豆就是一份完整的主食沙拉。

营养贴士 主食沙拉，顾名思义，不再只充当前菜，而是可以作为正餐的沙拉。搭配时建议用到黄金比例：30% 主食、30% 蔬果、30% 肉蛋、10% 杂豆坚果类。还可以用高纤维高蛋白比例：40% 蔬菜、30% 肉蛋、20% 主食和杂豆、10% 低糖水果。

主食沙拉最好用当季的新鲜蔬果，以及富含优质蛋白质的肉食和杂豆谷物，搭配自制的低脂肪沙拉酱或酸奶酱，营养低卡、少油少盐，不但能帮助身体吸收更多的抗氧化物，美肌排毒、轻体增肌，还能有利于身体吸收营养，让健康更有保障。

总热量：425 千卡

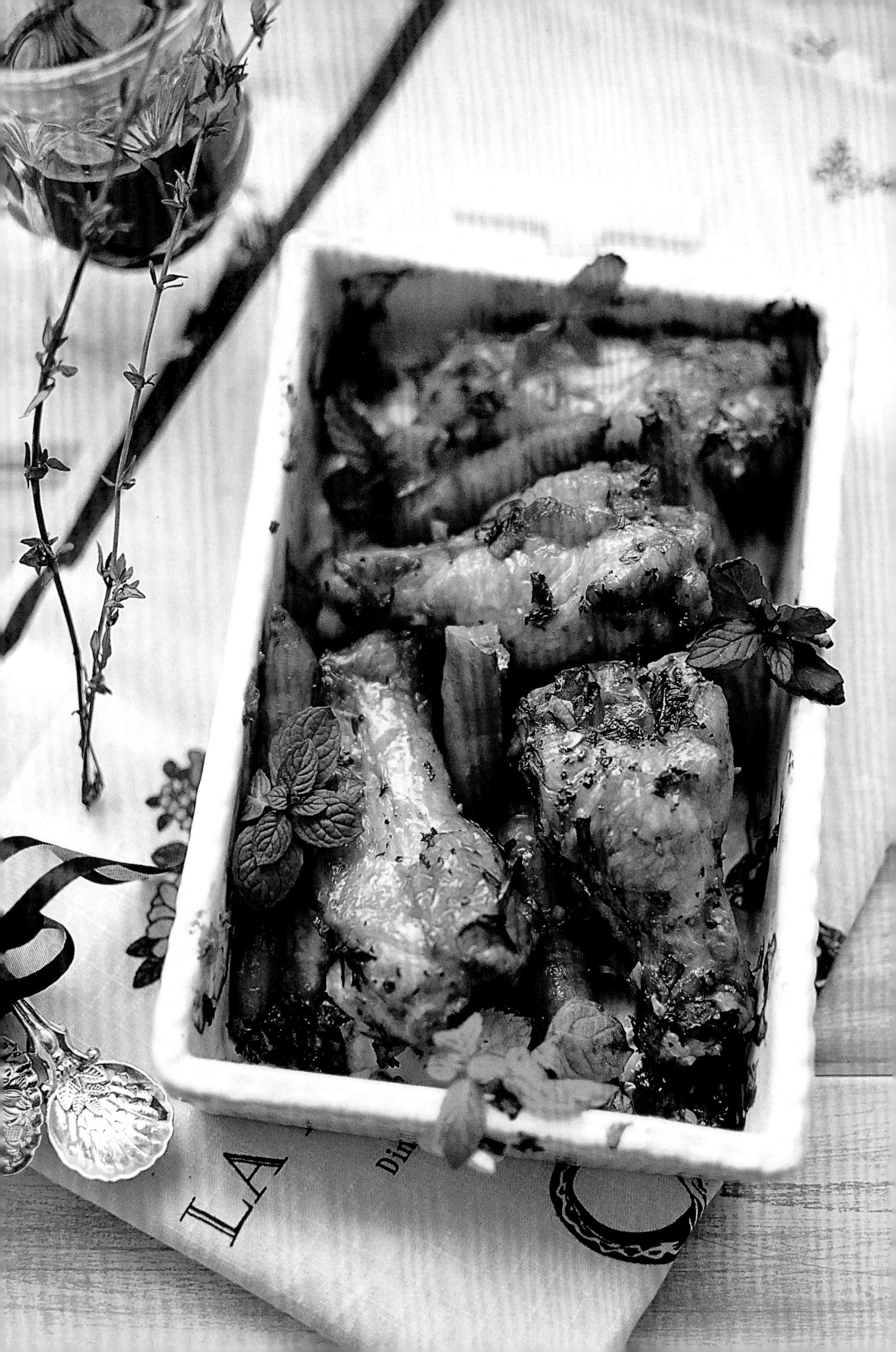

香草胡萝卜烤鸡腿

食材 鸡腿4个
罗勒叶、百里香各适量
薄荷叶1把
蒜4瓣
胡萝卜100克

调料 海盐适量
黑胡椒粉适量
橄榄油适量

做法

1. 先将鸡腿洗净，用牙签扎一些小孔，撒入黑胡椒粉、海盐，用手抓匀腌制。
2. 取四五片罗勒叶、几片薄荷叶、2根百里香。
3. 将百里香从茎部摘下来，蒜切成末。
4. 将蒜末、各种香草撒在鸡腿上，倒入1大勺橄榄油，全部混合均匀，放入冰箱腌制过夜。
5. 第二天取出。洗净胡萝卜，垫在烤盘底部。
6. 烤箱预热180℃，将鸡腿均匀放置在胡萝卜上。
7. 放入烤箱烤20分钟，中途翻面一次即可。鲜嫩的鸡腿混合着香草的香味，美味无比。

营养贴士 鸡腿肉中的蛋白质含量较高，每100克含有26.8克蛋白质，维生素A和磷脂类的含量也高于其他肉类，且易于消化，营养物质容易被人体吸收利用，有强壮身体的作用，非常适合健身增肌的人食用。

鸡腿虽然味美，但连皮一起吃时，脂肪含量较多，建议用烘烤的方式烹饪，将多余油脂烤出后弃皮食用。搭配各种根茎类蔬菜（如胡萝卜、南瓜、土豆、甜菜根等）食用更佳。

总热量：403千卡

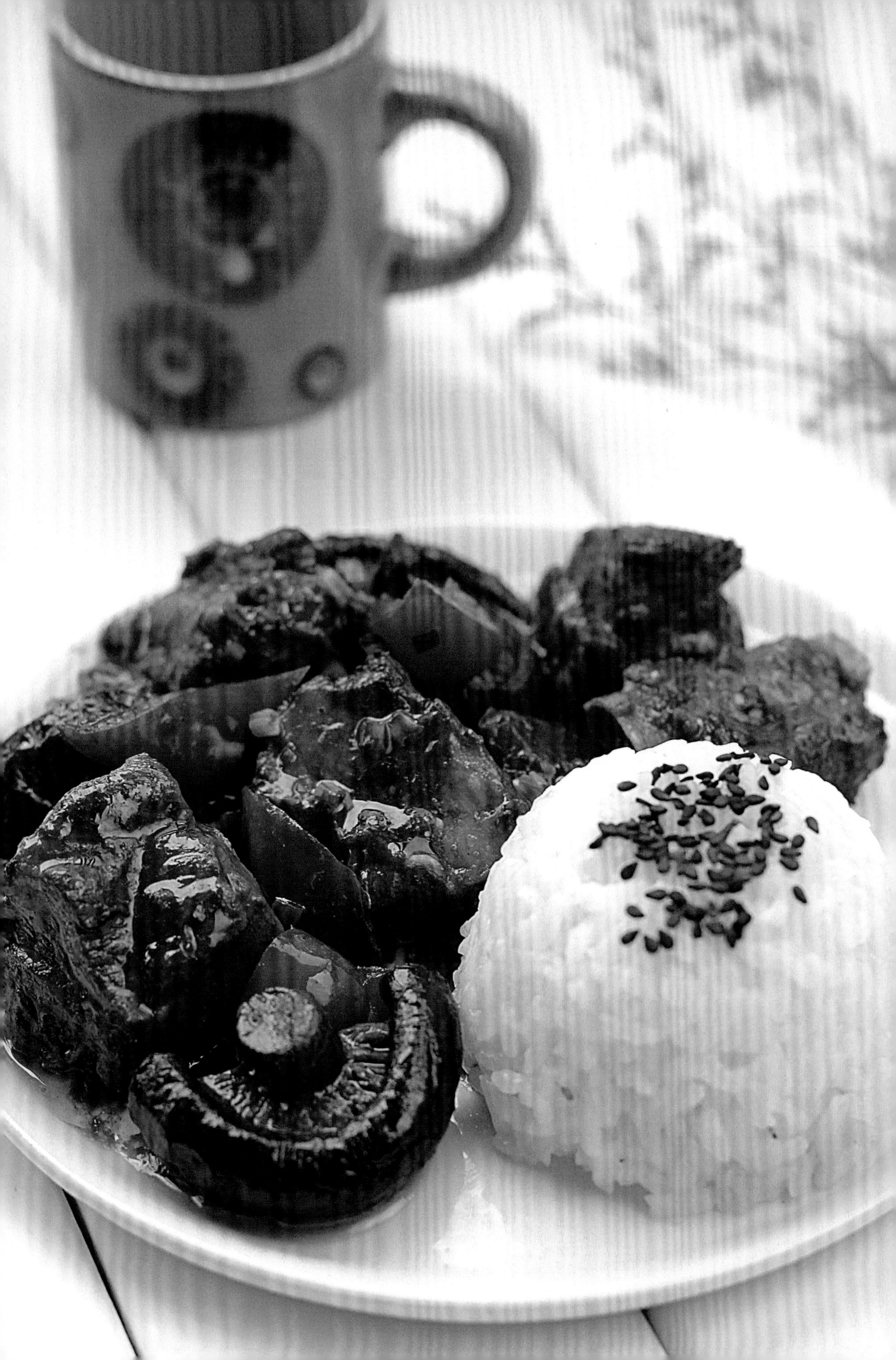

香菇蒸豉汁排骨

食材

排骨100克
鲜香菇5朵
胡萝卜1根
红彩椒1/2个
大葱1/2根
蒜4瓣

调料

橄榄油1勺
生抽2勺
盐、淀粉各1勺
料酒1勺
豆豉、蒜蓉各适量

做法

1. 将排骨泡入水中，去掉血水，换3次水，沥干水分后放入生抽、料酒、淀粉、盐、蒜蓉，腌制30分钟。
2. 鲜香菇切小块，红彩椒、胡萝卜、大葱分别切好。
3. 锅中入油，爆香蒜、大葱，放入排骨炒5分钟，接着加入香菇、胡萝卜同炒。
4. 蒸锅加水煮开后，将炒好的香菇排骨放入深碗里，加一点豆豉，大火蒸15分钟。
5. 加红彩椒，最后小火蒸10分钟即可。摆盘时可撒些葱花点缀。

营养贴士 排骨含蛋白质丰富，且含有大量磷酸钙、骨胶原等，可为人体提供丰富的钙质。香菇是含有多种氨基酸和维生素的健康食物。每100克鲜香菇中含蛋白质12~14克、钙124毫克、铁25.3毫克，还含有多糖类、维生素B_1、维生素B_2、维生素C、维生素D以及丰富的膳食纤维，经常食用对身体很有好处。

总热量：421千卡

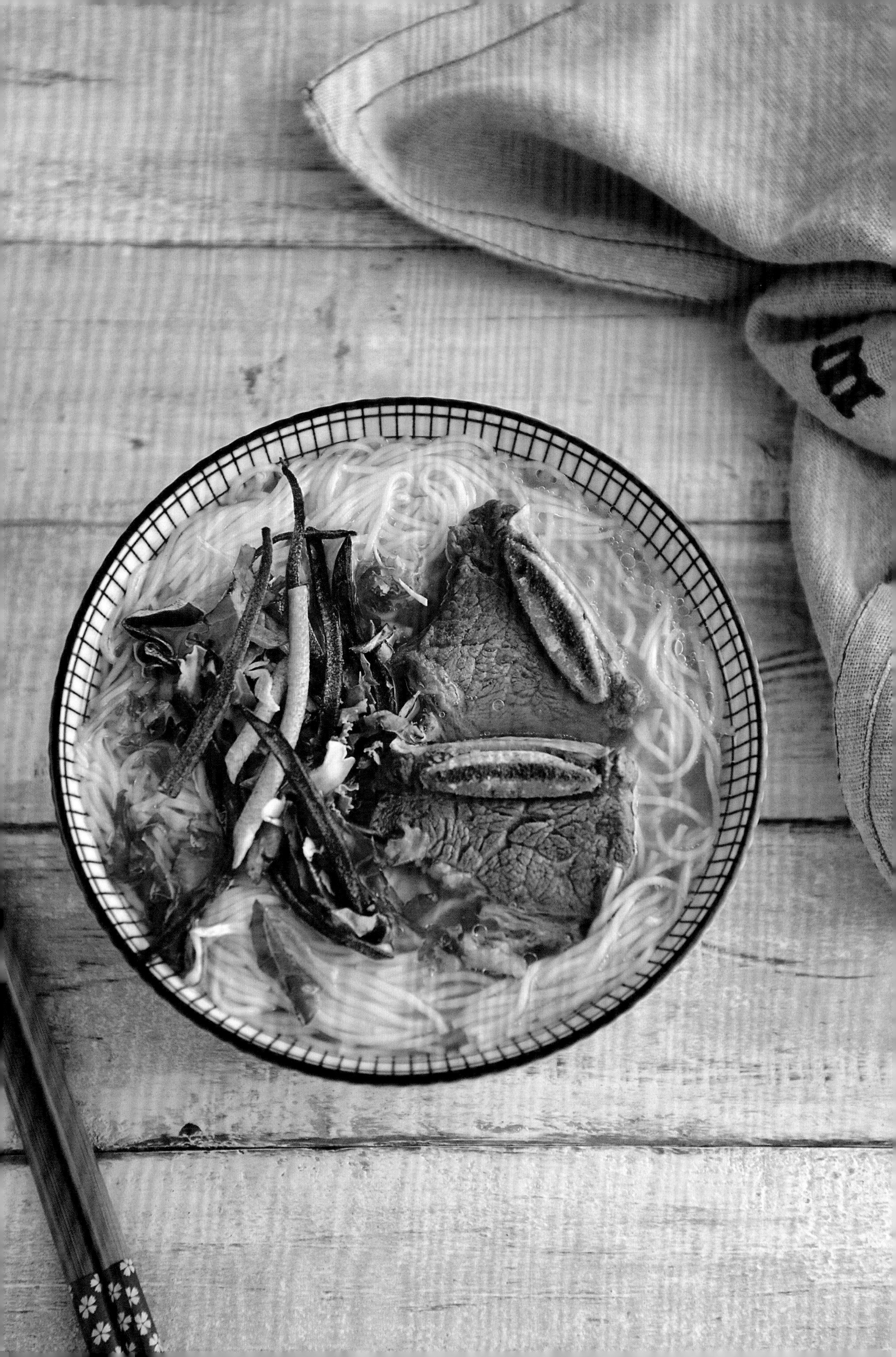

清炖牛肉面线

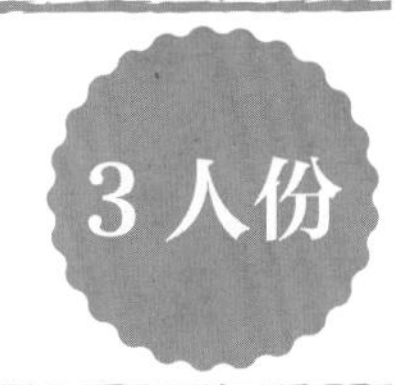

食材

牛排骨 200 克
姜 3 片
白萝卜 1 个
面线 1 把
羽衣甘蓝碎、甜菜根丝各适量
料酒 1 勺
生抽 1 勺
油适量

汤底制作

牛骨头 1 根，放入姜片、料酒和 1 根党参、5 颗红枣，加水 1800 毫升，熬煮 3 小时以上。炖好的牛骨汤颜色乳白，可以分装在玻璃保鲜盒中速冻，每次取出 1 盒，作为煮面或蔬菜浓汤的汤底。

做法

1. 牛排骨焯水洗净，白萝卜切滚刀块。铁锅中加少量油，放入牛排骨翻炒，加入料酒、生抽，炒至牛排散发香气。
2. 接着倒入 1000 毫升清水或牛骨汤，大火煮开。
3. 转小火炖煮 1 小时后加入白萝卜，焖 20 分钟即可关火。
4. 炖好的汤可以搭配米饭、蔬菜食用，也可以煮一碗面线捞入碗中，撒葱花，加上 2 块牛排骨，浇满牛骨汤，搭配喜欢的蔬菜食用。

营养贴士

牛排骨味道鲜美、脂肪少，不会太过油腻。不仅含蛋白质丰富，还含有磷酸钙、骨胶原、骨粘连蛋白等，可为人体提供充足的蛋白质和钙质。牛排骨最好的烹煮方式便是炖汤，常吃可以滋养脾胃、强健筋骨。

总热量：358 千卡 / 人

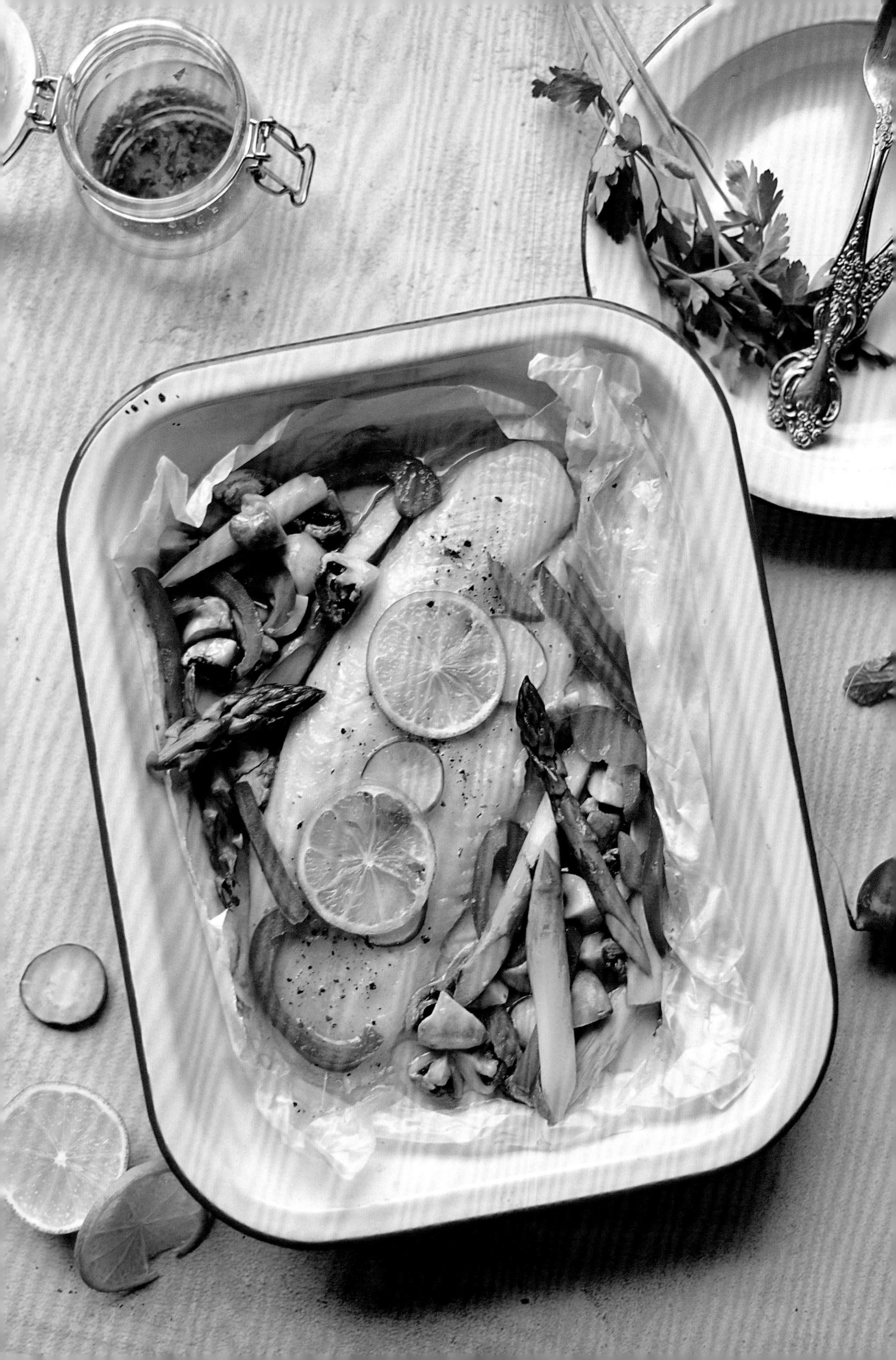

美肌柠檬海鱼配杂蔬

食材

巴沙鱼 200 克
芦笋 2 根
蘑菇 4 朵
樱桃小萝卜 3 个
红彩椒 1/2 个
青柠檬 1 个

调料

橄榄油 3 勺
欧芹 1 小把（切碎）
海盐、黑胡椒粉各适量

做法

1. 巴沙鱼洗净后用厨房纸巾擦干表面水分，撒海盐、黑胡椒粉抓匀，腌制 10 分钟。
2. 蘑菇对半切开，芦笋切小段，樱桃小萝卜切片，红彩椒切丝，青柠檬部分切片备用。
3. 找一个方形烤盘，垫上锡纸或油纸，放入腌制好的巴沙鱼，将蔬菜整齐地码在巴沙鱼两边，在巴沙鱼上放 2 片柠檬和樱桃小萝卜片。这样烤完后，蔬菜的鲜甜浸润着细腻的鱼肉，非常美味。
4. 制作增加风味的欧芹橄榄油：选一个小玻璃罐，加入欧芹碎、橄榄油，挤入青柠汁，加适量海盐、黑胡椒粉摇匀。倒在腌制好的鱼肉和蔬菜上。
5. 烤箱预热 170℃，烤盘再盖上一层锡纸以防鱼肉和蔬菜烤焦，放入烤箱烤 20 分钟，鲜嫩多汁的蔬菜烤鱼即可完成。

营养贴士 每 100 克巴沙鱼才有 82 千卡热量，且肉质细嫩无骨刺，用低温烘烤的方式处理后鲜嫩多汁。再加上高纤维的蘑菇、芦笋、红彩椒一起烤制，便成了高蛋白低脂肪的轻食料理。

总热量：306 千卡

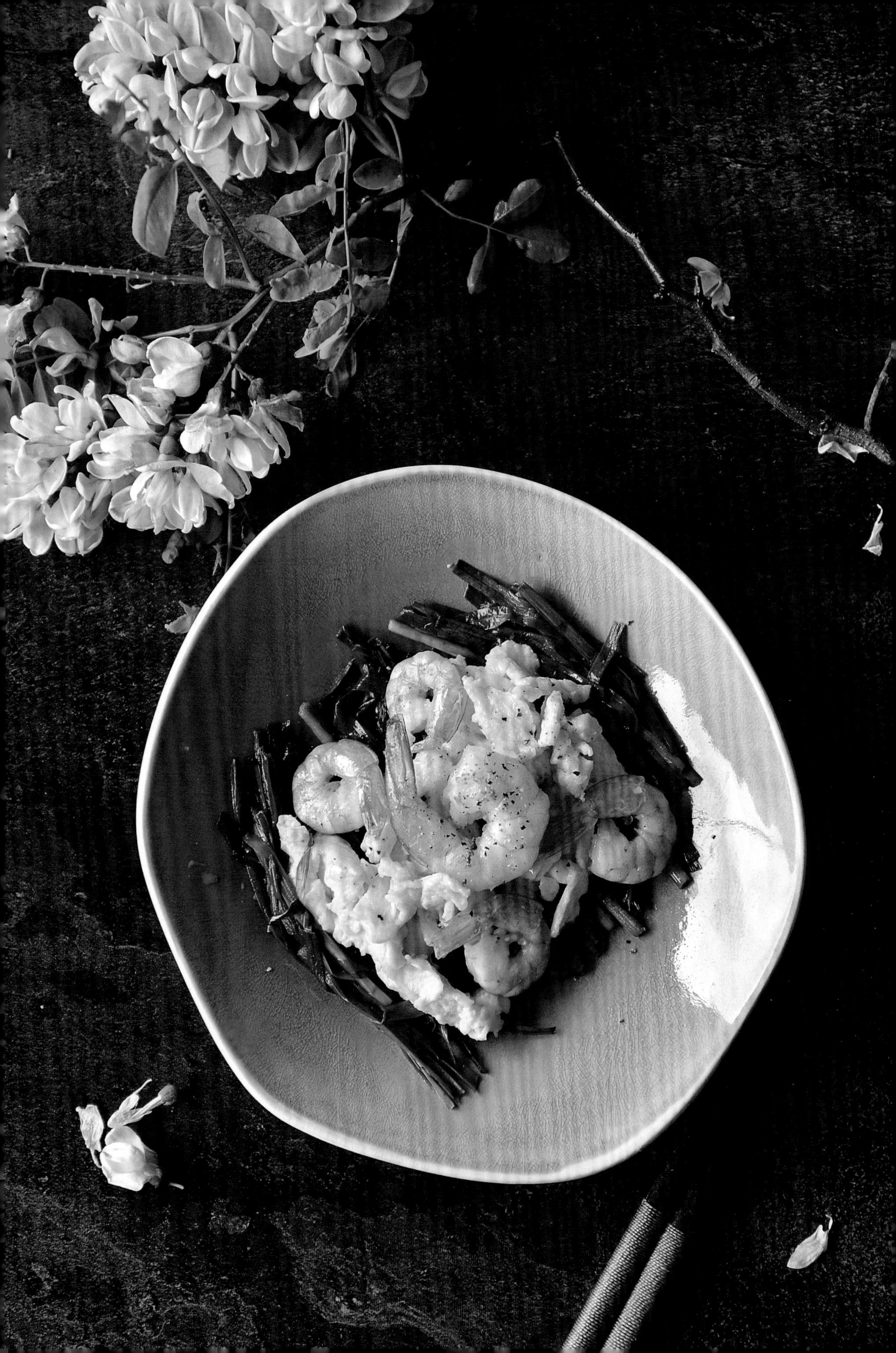

韭菜虾仁炒蛋

食材

韭菜 200 克
鲜虾仁 100 克
鸡蛋 1 个
橄榄油 2 勺
料酒 1 勺
生抽 1 勺
盐、黑胡椒粉各适量

做法

1. 韭菜洗净，留最嫩部分切成小段；虾仁最好买活虾现剥，去除虾线，放入料酒、生抽抓匀，腌制 5 分钟。
2. 鸡蛋打散，加适量盐、黑胡椒粉搅拌均匀。
3. 不粘平底锅中倒入 1 勺橄榄油，将韭菜放入快速翻炒熟，加盐调味起锅。
4. 再放入 1 勺橄榄油，倒入虾仁，快速翻炒至虾仁变红，取出；在余油中倒入打散的鸡蛋液，小火翻炒至蛋液凝固。
5. 将韭菜摆盘，鸡蛋铺在上面，放入虾仁，撒一点黑胡椒粉即可。

营养贴士 鸡蛋是优质蛋白质、B 族维生素的良好来源，还能提供一定的维生素 A 和矿物质；韭菜含有丰富的叶酸和铁，这些物质是维持红细胞正常生长与运作的重要营养素。用它们搭配钙含量高的虾仁，能平衡营养，对身体健康很有好处。

总热量：305 千卡

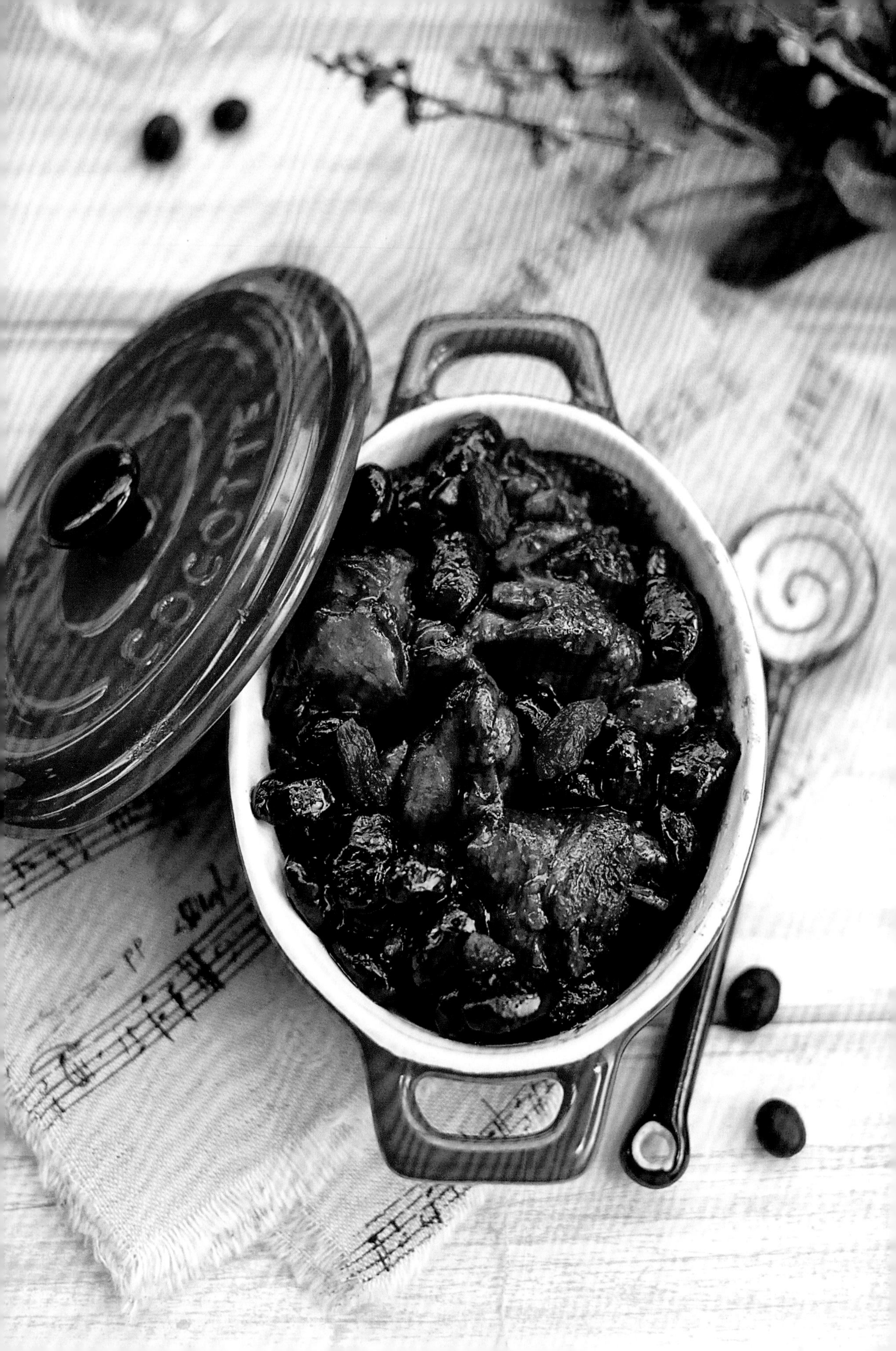

黑豆枸杞黄焖鸡块

食材 黑豆 50 克
整鸡 200 克
枸杞 10 粒

配料 姜 3 片
蒜 3 瓣
葱 2 根
干姜粉 5 克
玉米油 1 大勺
生抽 2 勺
老抽 1 勺
黄酒 1 勺

做法

1. 黑豆用冷水浸泡过夜。
2. 将整鸡清理内脏后洗净，切成 4 厘米大小的块状；蒜切片；葱切段。
3. 热锅下油，炒香姜片和蒜片，将鸡块用中火炒至表皮焦黄，加入黄酒，继续翻炒均匀。
4. 接着放入少量干姜粉，翻炒出香味。
5. 加入适量水，与鸡块平齐，倒入泡发好的黑豆，开大火煮至沸腾。
6. 转小火慢慢炖 90 分钟。
7. 撒枸杞，放葱段，加生抽、老抽，大火焖 5 分钟，收汁后即可出锅。若一人食，可以分成 3~4 份，放入保鲜盒冷藏保存 3 天，做减脂餐时取 1 份彻底加热熟透，搭配蔬菜、米饭食用。

营养贴士 黑豆富含维生素 E、花青素、异黄酮以及锌、铜、镁、硒等元素，对延缓人体衰老、降低血液黏稠度非常重要。对爱美女性而言，黑豆能补充植物雌激素，可改善贫血。黑豆皮中的花青素含量丰富，是抗氧化物的来源之一，能清除体内自由基，养颜美容。搭配含优质蛋白质的鸡肉，使营养加倍。

总热量：584 千卡

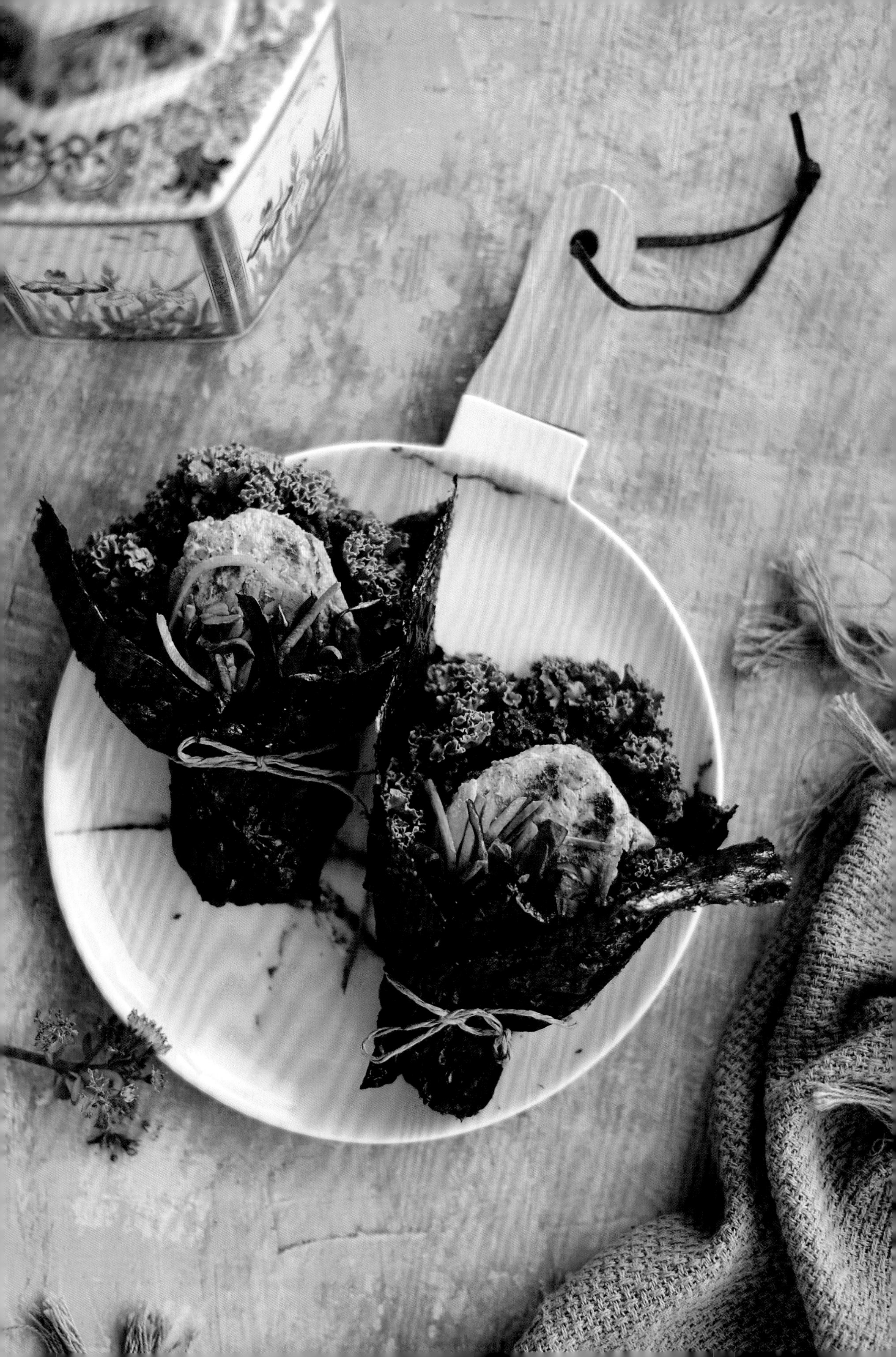

胡萝卜羽衣甘蓝鸡排黑米手卷

食材

紫甘蓝丝 20 克
胡萝卜丝 20 克
鸡胸肉 100 克
羽衣甘蓝 30 克
黑米 50 克
寿司紫菜 4 片

调料

橄榄油 1 勺
寿司醋 1 勺
盐、黑胡椒粉各适量

做法

1. 黑米用冷水浸泡一晚，放入电饭锅煮熟，加寿司醋拌匀放凉。
2. 将鸡胸肉切成手指宽的片，两面用盐、黑胡椒粉腌制 5 分钟；羽衣甘蓝去掉茎部，留叶片备用。
3. 不粘锅加入橄榄油，放入鸡胸肉片，两面各煎 2 分钟，呈现金黄色后放入盘中。
4. 锅中余油将羽衣甘蓝叶翻炒 1 分钟，盛出备用。
5. 将寿司紫菜平放于案板上，放上羽衣甘蓝叶，取黑米饭的 1/2 均匀平铺在羽衣甘蓝上，留一个边角不要铺满；在米饭上放一半鸡胸肉、胡萝卜丝和紫甘蓝丝；将紫菜边角往上折，两边向中间对折卷紧，成为一个手卷的造型。用剩余食材做完第二个黑米手卷即可。

营养贴士

羽衣甘蓝的钙含量极高，且 ω-3 脂肪酸、维生素 C、胡萝卜素、叶酸的含量都非常丰富，具有保护视力和预防心血管疾病的作用。

黑米中所含的钾元素是大米的 4 倍，能吸收体内多余的盐分，保持身体的水分平衡，可有效改善浮肿。黑米中含有大量的 B 族维生素，能促进身体里脂肪、蛋白质和糖类的代谢，对消耗脂肪有很大的帮助。

用黑米代替大米食用，会更有饱足感，不仅热量低，还可以让身体摄取到更多的膳食纤维，为身体提供更多的矿物质。

总热量：339 千卡

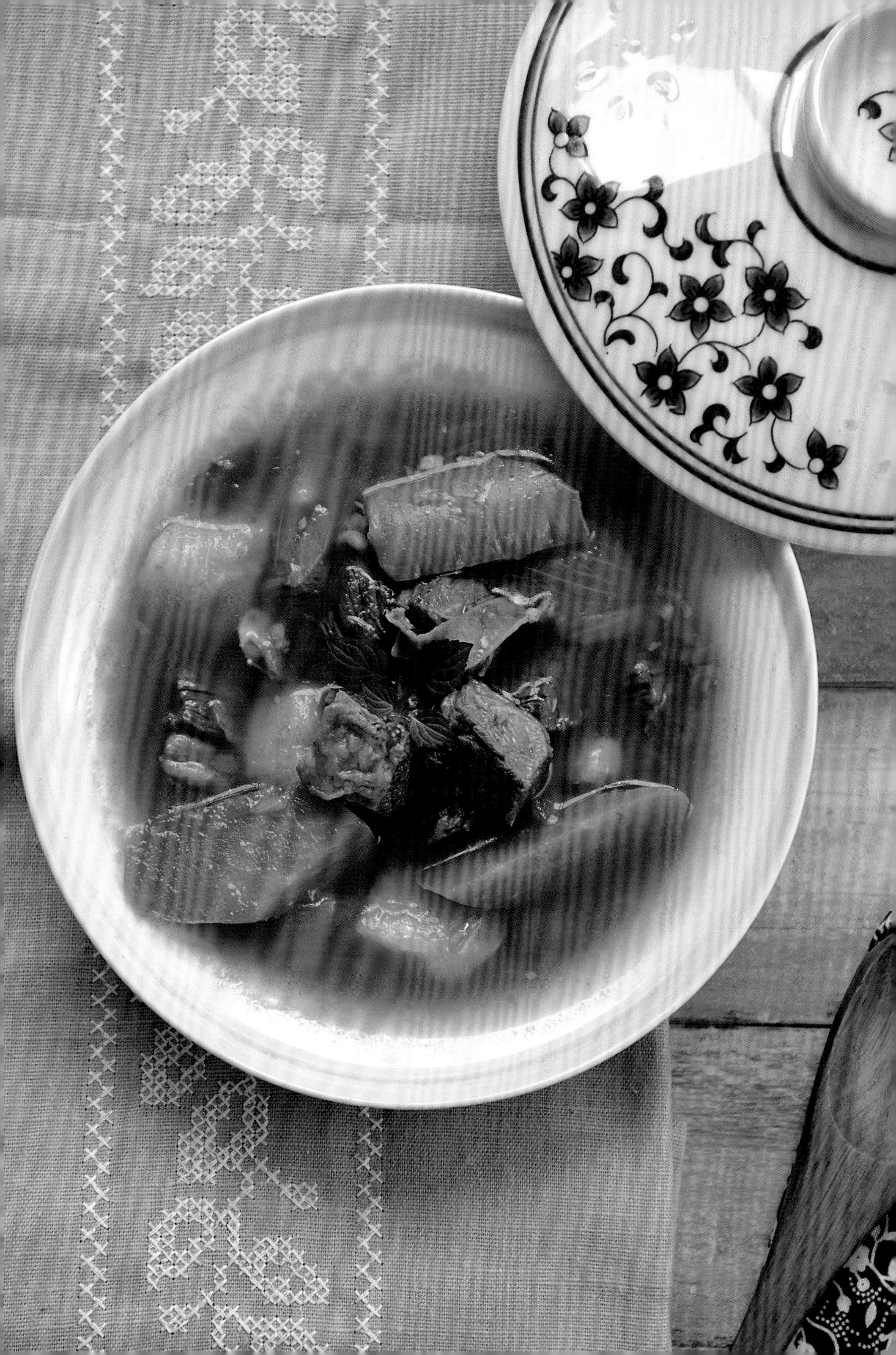

洋葱番茄慢炖牛肉

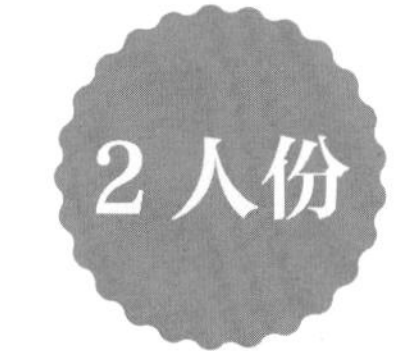

食材 牛腱子肉 200 克
胡萝卜 2 根
洋葱 1/2 个
番茄 2 个
土豆 4 个

调料 料酒 1 勺
生抽 2 勺
橄榄油 1 勺
姜 3 片
盐适量

做法

1. 将牛腱子肉洗净，切成 2 厘米大小的块；胡萝卜、土豆切块；洋葱切丝；番茄去皮，切块。
2. 锅中加入牛肉块、水和姜片煮开，去浮沫，冲洗干净备用。
3. 铁锅用中火预热，放入橄榄油，将洋葱丝炒软。
4. 放入所有牛肉，继续翻炒。
5. 烹入料酒、生抽，将食材炒香。
6. 接着放入番茄块翻炒，炒至番茄熟烂出汁，均匀地裹满牛肉即可。
7. 倒入 1200 毫升的水，大火煮开后转小火，炖煮 1.5 小时后加入胡萝卜块、土豆块，继续炖 30 分钟，加盐调味关火。

营养贴士 牛肉分很多部位，减脂期间建议食用脂肪较少的牛腱子肉、牛后腿肉和牛里脊肉。牛肉中富含优质蛋白质，氨基酸的组成比猪肉更接近人体需要，能提高机体抗病能力；牛腱子肉中还含有丰富的胶原蛋白，能修复肌肤细纹，增加皮肤弹性。在牛肉汤中加入各种蔬菜，做便当时和薯类、杂粮饭团一起食用，减脂期间便能做到荤素平衡、营养均衡。

总热量：296 千卡 / 人

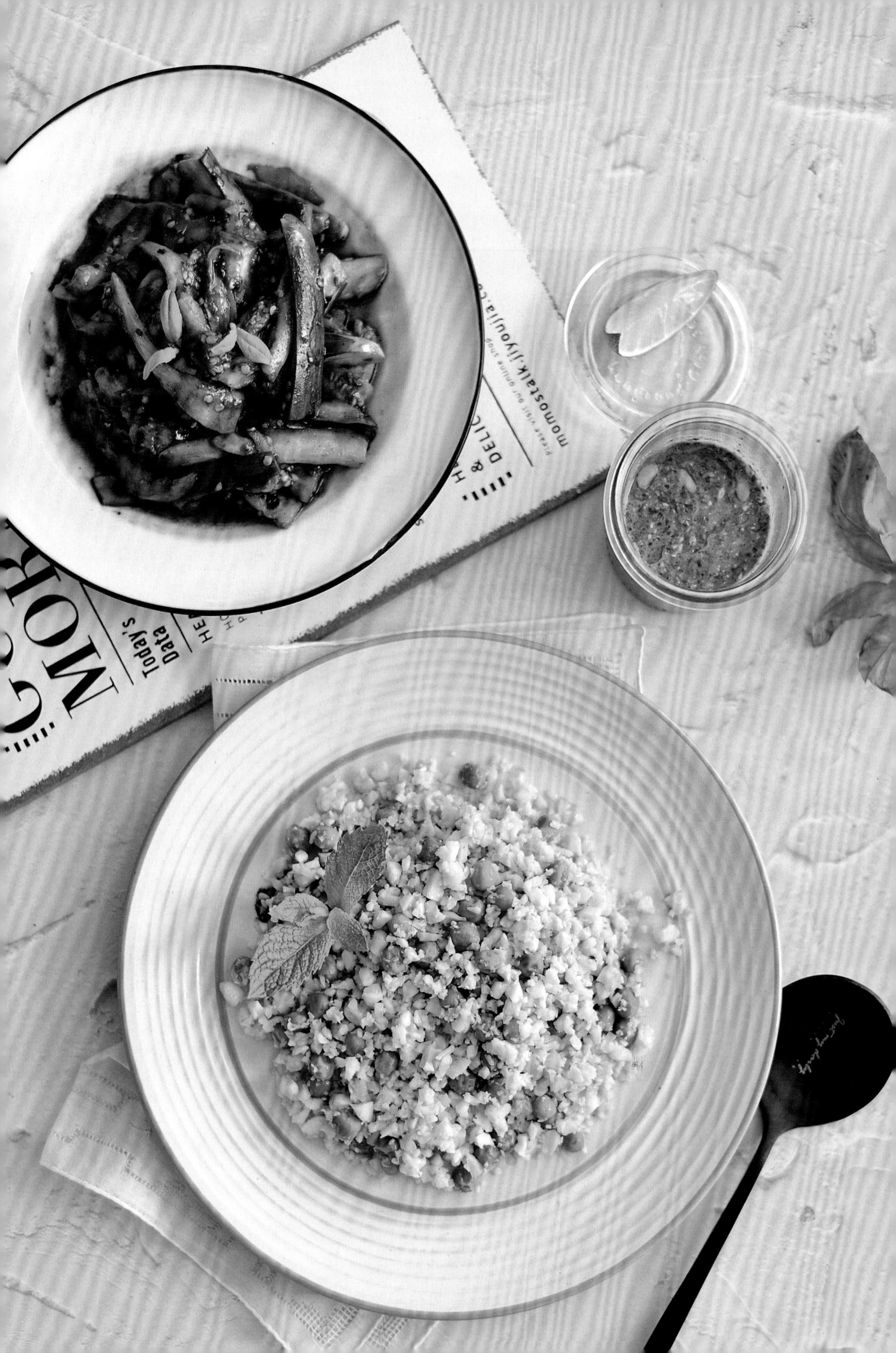
Today's
Data

菜花炒饭 + 茄子沙拉

菜花炒饭

食材

米饭 200 克
菜花 200 克
豌豆 20 克
玉米粒 20 克
蒜 2 瓣

调料

橄榄油 2 勺
生抽 1 勺
盐、黑胡椒粉适量

做法

1. 菜花洗净后去粗梗，掰小朵，放入搅拌机搅成米粒大小的颗粒状。
2. 豌豆和玉米粒清洗干净，蒜切末备用。
3. 不粘平底锅倒入 1 勺橄榄油，将蒜末炒香，放入菜花粒快速翻炒熟，加盐、黑胡椒粉调味起锅。
4. 再放入 1 勺橄榄油，倒入米饭翻炒，再倒入豌豆、玉米粒翻炒熟，加生抽调味。
5. 倒入炒好的菜花翻炒均匀即可出锅。

茄子沙拉

食材

茄子 200 克
柠檬 1/2 个
红彩椒 20 克
白洋葱 1/4 个

调料

麻油 1 勺
柠檬汁 2 大勺
辣椒酱 1 勺
盐适量

做法

1. 将茄子洗净，切长条，放入加了一点盐的清水中浸泡 5 分钟。
2. 蒸锅加水煮开，倒入茄条大火蒸 6 分钟。
3. 白洋葱切细丝，红彩椒切丁；在茄子条中挤入柠檬汁拌匀，防止氧化。
4. 将所有调料放入调料碗混合均匀，淋入茄子沙拉拌匀即可。

营养贴士

100 克菜花的热量只有 20 千卡左右，做成炒饭能让人摄取到充足的膳食纤维，并且很快有饱腹感。菜花中的维生素 C、维生素 B_2、维生素 E 和钙的含量丰富，这些营养素协同作用能促进血液循环，提高身体代谢能力，有助于消除身体水肿。 长期食用十字花科的菜花，还能降低患直肠癌、乳腺癌及胃癌等癌症的风险。

茄子中脂肪和糖的含量很少，每 100 克茄子的热量为 23 千卡，脂肪含量仅为 0.2 克，特别适合减肥者食用。茄子中含有皂草甙，在小肠内能与胆固醇结合，使其排出体外，有助于降低胆固醇，减少脂肪的合成。需要注意的是，减脂时最好用蒸茄子的方式烹饪，不要食用油炸或油焖茄子，以免摄入更多油脂。

总热量：345 千卡

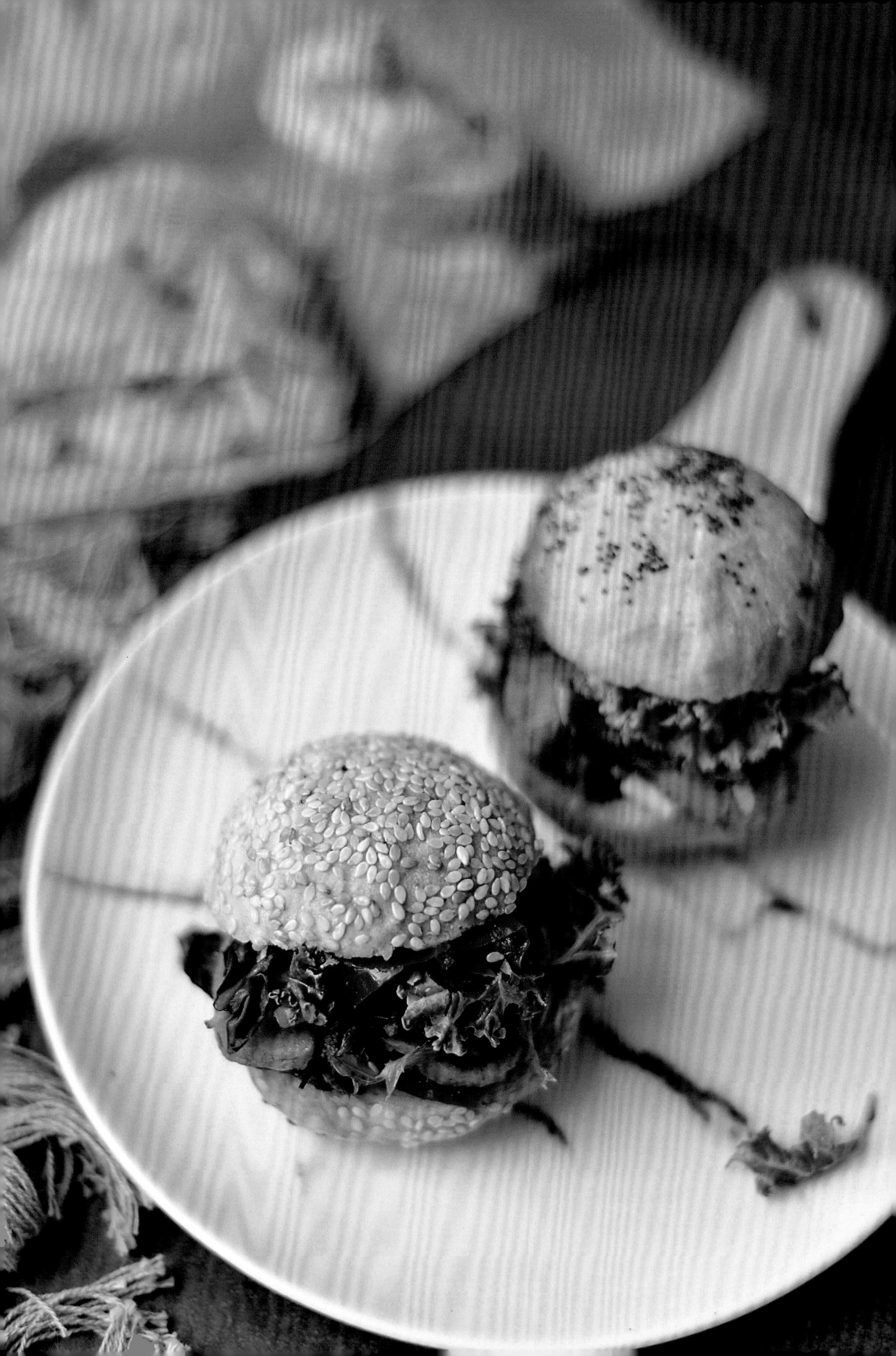

烤南瓜彩椒素汉堡

食材

南瓜 50 克
茄子 50 克
红彩椒 50 克
紫甘蓝丝 10 克
羽衣甘蓝 15 克
椰子油汉堡面包 1 个

调料

松子 40 克
罗勒叶 80 克
柠檬汁 1 勺
蒜 1 瓣
橄榄油 5 大勺
盐、海盐、香草粉各适量

做法

1. 将南瓜去皮，切成片；茄子切成条；红彩椒去瓤，切成两个手指宽的片。
2. 将南瓜、茄子、红彩椒平铺在垫了油纸的烤盘中，撒上海盐、香草粉，刷一层橄榄油。
3. 烤箱预热 160℃，将蔬菜放入烤约 20 分钟，直到蔬菜变柔软，颜色变深即可取出。
4. 制作罗勒松子酱：用食物料理机将松子、罗勒叶、橄榄油、柠檬汁、蒜、盐搅拌至细腻的泥状，放入消毒后的玻璃密封罐中，可保存 10 天。
5. 将椰子油汉堡切开，夹入南瓜、茄子、红彩椒、羽衣甘蓝、紫甘蓝丝，加上 1 小勺罗勒松子酱即可食用。

营养贴士 素汉堡中可以夹入任意搭配的蔬菜，我用到橙色、紫色、红色、绿色四种颜色的蔬菜，摄取到更多纤维素的同时还能获得多种抗氧化物。罗勒松子酱的热量偏高，每次只能吃很小一勺，可搭配素食或意大利面食用。松子可以补充减脂期不足的维生素 E、钙、铁和不饱和脂肪酸，罗勒叶有杀菌、健胃、助消化等作用。

总热量：188 千卡 / 个

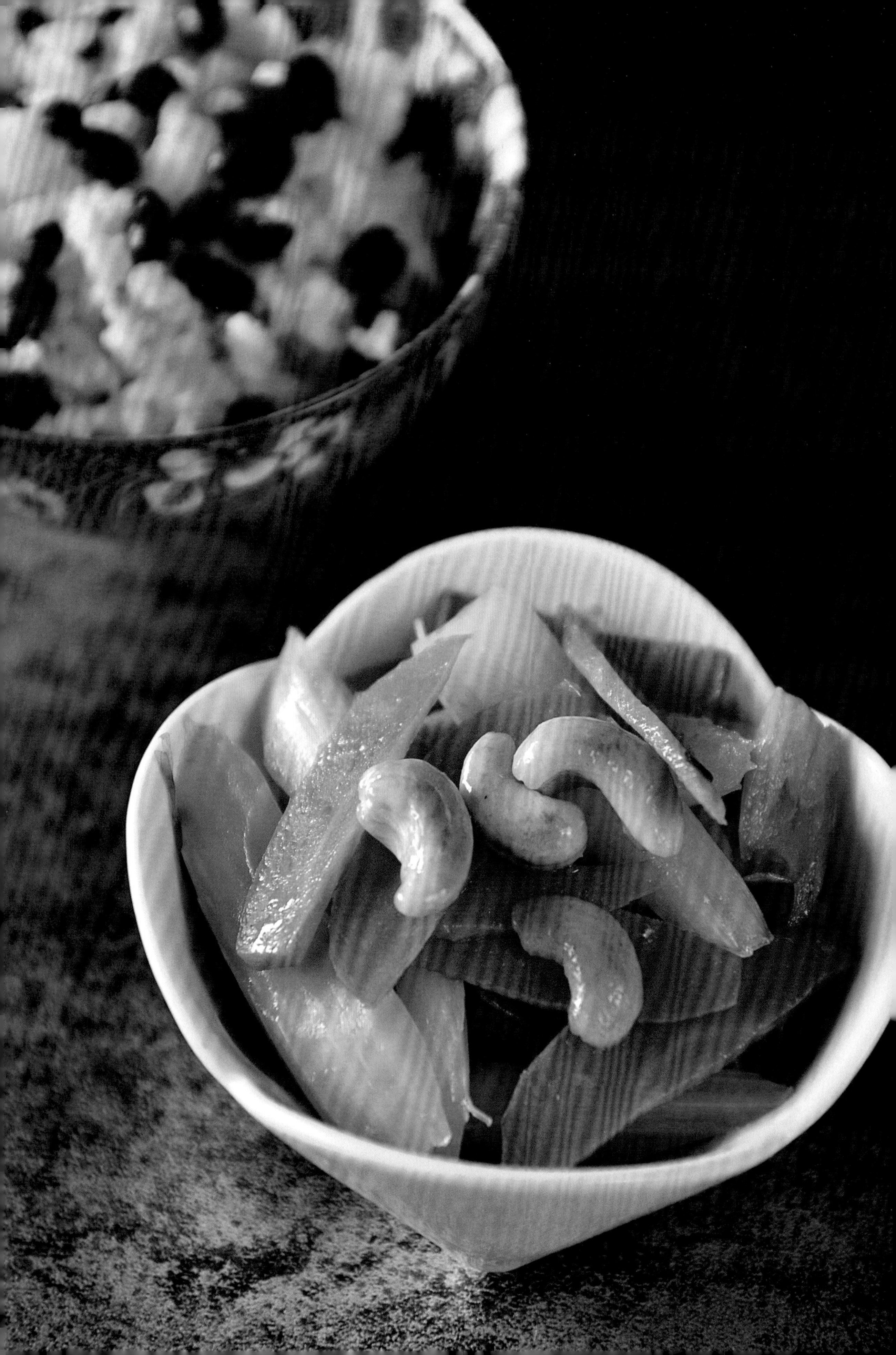

西芹腰果炒胡萝卜 + 黑豆糙米饭

食材

西芹 200 克
胡萝卜 1/2 根
腰果 20 克
玉米油 1 勺
生抽 1 勺
盐适量
黑豆 15 克
糙米 30 克
大米 10 克

做法

1. 西芹洗净，斜切成片状；胡萝卜切片备用。
2. 平底锅微热时倒入玉米油，放腰果，以文火炒至微黄酥脆，盛出备用。
3. 汤锅将水烧开，放入西芹和胡萝卜片焯熟，盛出沥水。
4. 余油的锅里倒入西芹和胡萝卜片快速翻炒，加适量盐、生抽提鲜。
5. 倒入腰果，翻炒均匀出锅。
6. 将黑豆、糙米、大米洗净，做成黑豆糙米饭。

营养贴士

糙米中的胚芽不仅含有丰富的 B 族维生素及维生素 E，所含的纤维素和不饱和脂肪酸也高于其他谷类。糙米中的碳水化合物被粗纤维包裹，在人体内的消化吸收速度较慢，所以糙米饭比白米饭的血糖生成指数低得多，且具有更好的饱腹感。糙米中的锌、铬、锰、钒等微量元素有利于提高胰岛素的敏感性，对糖耐量受损的人很有帮助。

很多人觉得糙米饭煮不好特别难吃，其实，可以用温水提前浸泡并适当延长烹煮时间，或者用电饭煲的杂粮米饭功能制作，还可以添加一些豆制品，比如熟黑豆、黄豆、红豆，让口感更丰富。

总热量：439 千卡

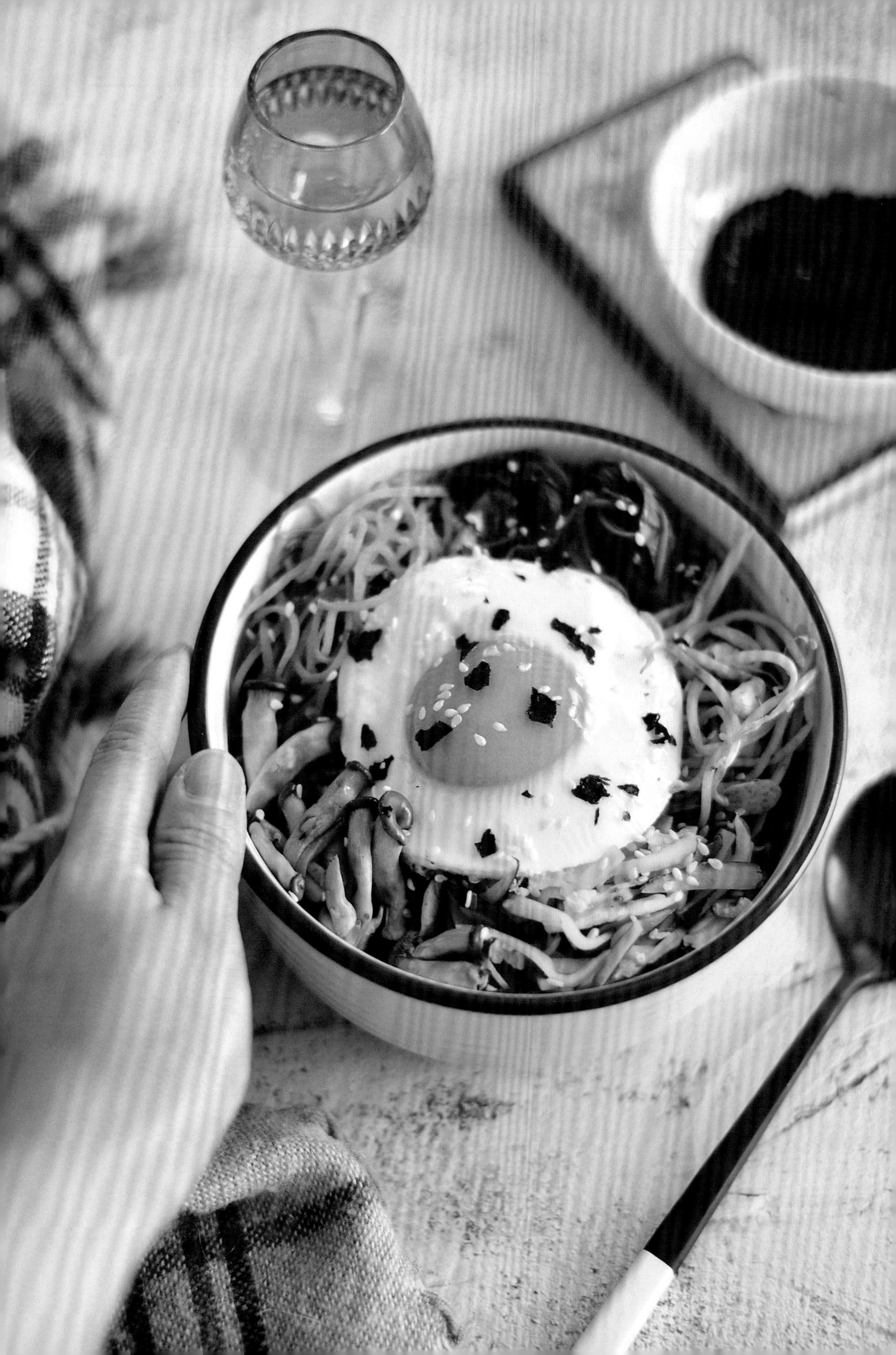

紫米什锦蔬菜石锅拌饭

食材 紫米 40 克
大米 10 克
米醋 3 毫升
菠菜 30 克
豆芽 20 克
蟹味菇 20 克
胡萝卜丝 20 克
西葫芦丝 30 克
泡菜 20 克
鸡蛋 1 个
白芝麻 1 勺
海苔碎适量
橄榄油适量
韩式辣酱 1 勺

做法

1. 紫米稍微清洗，放入碗中，加水浸泡一晚，浸泡好的水中会有花青素溶解在里面，不要倒掉，直接跟大米一起放入电饭煲中，加米醋煮熟。
2. 平底锅加橄榄油，依次将胡萝卜丝、西葫芦丝、蟹味菇炒熟；菠菜、豆芽烫 15 秒断生即可。
3. 锅中喷一点油，将鸡蛋煎至六分熟，至蛋白凝固、蛋黄呈金色且稍稍晃动的状态。
4. 将煮好的紫米饭倒入石锅或圆形深碗，将配菜均匀码放在紫米饭上，中间加上泡菜和韩式辣酱，盖上鸡蛋，撒白芝麻，海苔碎装饰即可。

营养贴士 韩式拌饭又称石锅拌饭，通常加入五色蔬菜、辣牛肉或烤肉片等，营养丰富且热量不高。食谱中将白米饭换成富含花青素的紫米，饱腹感更强。加入不同颜色的蔬菜，营养丰富；添入鸡蛋，增加了蛋白质的摄入，更适合蛋奶素食者食用。需注意：韩式辣酱通常含有糖分，每次限吃一勺（约 21 千卡）。拌饭中的蔬菜在减脂期也尽量用水煮的方式烹饪。

总热量：366 千卡

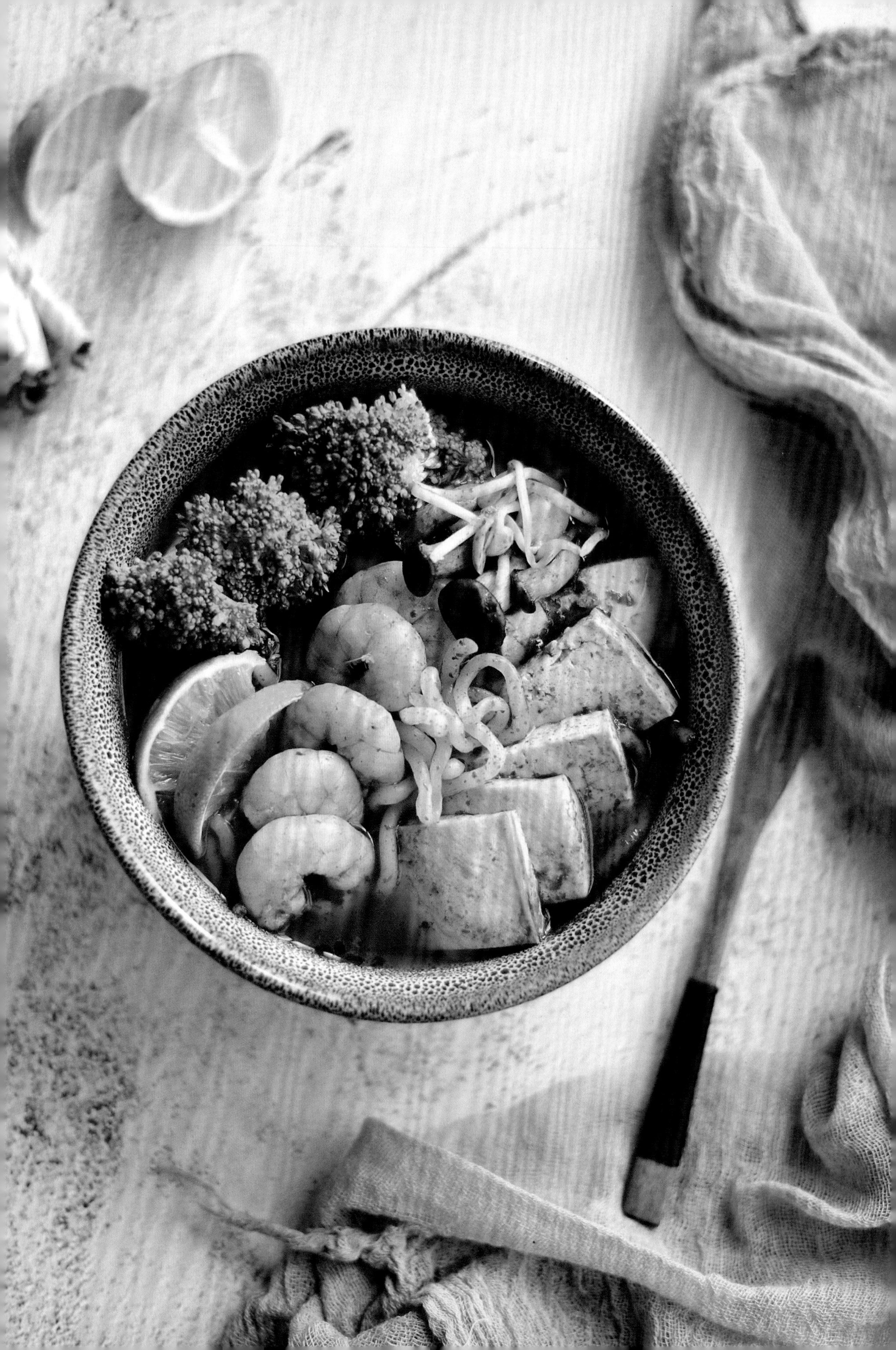

时蔬豆腐虾仁魔芋酸汤面

食材

魔芋面 1 袋
黄豆芽 15 克
西蓝花 30 克
豆腐 30 克
虾仁 100 克
柠檬 2 片

调料

红咖喱酱 1 勺
橄榄油 1 勺
陈醋 1 勺
盐适量

做法

1. 魔芋面洗净，焯一遍水待用；虾仁解冻后烫 30 秒，放入冰水浸泡。
2. 小锅加入橄榄油，放入红咖喱酱翻炒，加 300 毫升水、1 勺陈醋和适量盐煮开。
3. 接着放入西蓝花、黄豆芽、豆腐煮 1 分钟。
4. 最后加入魔芋面，煮好后倒入汤碗中，将蔬菜和虾仁均匀放置在魔芋面上，放上柠檬片即可食用。

营养贴士

100 克魔芋的热量约 40 千卡，含有丰富的水溶性膳食纤维，用正确方法吃魔芋，对减肥、预防便秘、控制血脂和血糖有一定帮助。但魔芋也是属于不易消化、吸水膨胀的食物，同时缺乏蛋白质、脂肪等重要营养素，故减重者不能长期将魔芋当成正餐来吃。正确吃魔芋的方法是：将 1/2 的淀粉类主食或是一道蔬菜用魔芋取代，增加鸡肉、鸡蛋或虾仁等优质蛋白质的摄入，这样既可以让一餐的热量降低，膳食纤维的摄入量提高，又能补充适量的营养素。

素食者应该将魔芋面搭配含有植物蛋白质的豆制品食用，再配以各种蔬菜。建议希望快速降低体重和脂肪的人一周食用 3~4 次魔芋即可。

总热量：218 千卡

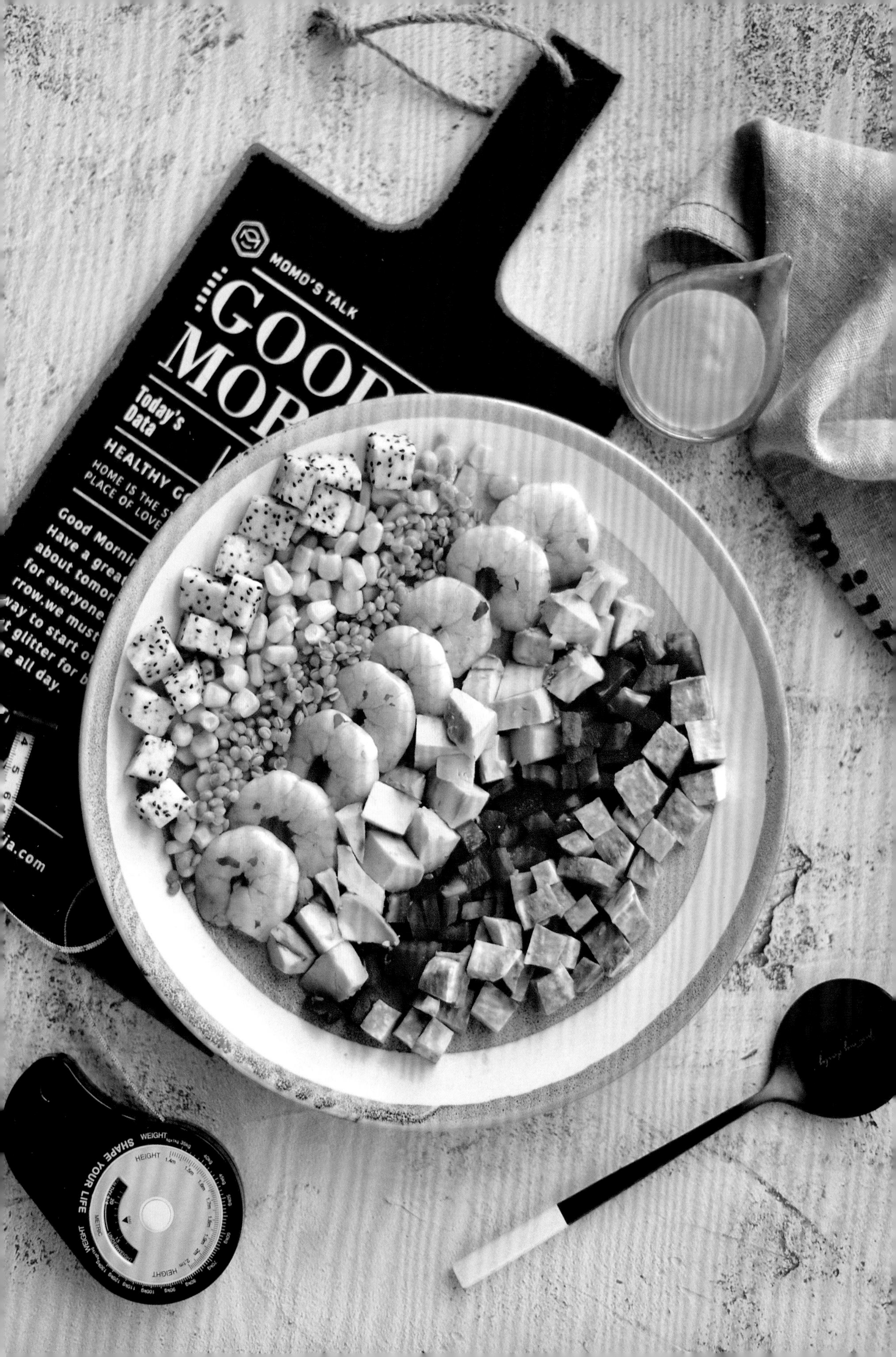
MOMO'S TALK
Today's Data
SHAPE YOUR LIFE
WEIGHT
HEIGHT

紫薯虾仁小扁豆彩虹沙拉

食材

虾仁 80 克
紫薯 80 克
熟玉米粒 50 克
红彩椒 20 克
牛油果粒 40 克
小扁豆 30 克
火龙果 50 克
低糖酸奶 3 勺
第戎芥末酱 1 勺
盐、黑胡椒粉各适量

做法

1. 虾仁放入滚水中烫 30 秒，捞出放凉备用。
2. 紫薯去皮，切成 2 厘米大小的块，放入耐高温玻璃容器中，倒入适量清水，放入微波炉，用高火加热 5 分钟至筷子可轻松穿透紫薯。
3. 红彩椒、牛油果和火龙果都切成均匀的小丁。
4. 小扁豆冲洗后放入小锅中，加水浸泡，没过扁豆，煮大概 15 分钟捞出。
5. 将 7 种不同颜色的食材均匀放置在沙拉盘中。
6. 取一小碗，将低糖酸奶和第戎芥末酱、盐、黑胡椒粉搅匀，做成低脂沙拉酱，搭配沙拉食用。

营养贴士

小扁豆是荚果的一种，和豌豆、大豆等类似。人们食用小扁豆已经有悠久的历史，最早可以追溯到一万多年前的希腊。 小扁豆中富含丰富的蛋白质、叶酸、食物纤维等，蛋白质的含量是牛肉 1.6 倍，叶酸含量是菠菜的 2.4 倍，不仅对孕妇特别友好，其丰富的食物纤维和蛋白质也成为减肥人士的最爱。

小扁豆有绿色、红色、褐色等品种。这道彩虹沙拉中的橙色小颗粒就是红色小扁豆。小扁豆富含膳食纤维，减脂时每次可用 30 克小扁豆代替一部分精白米、精白面。

总热量：317 千卡

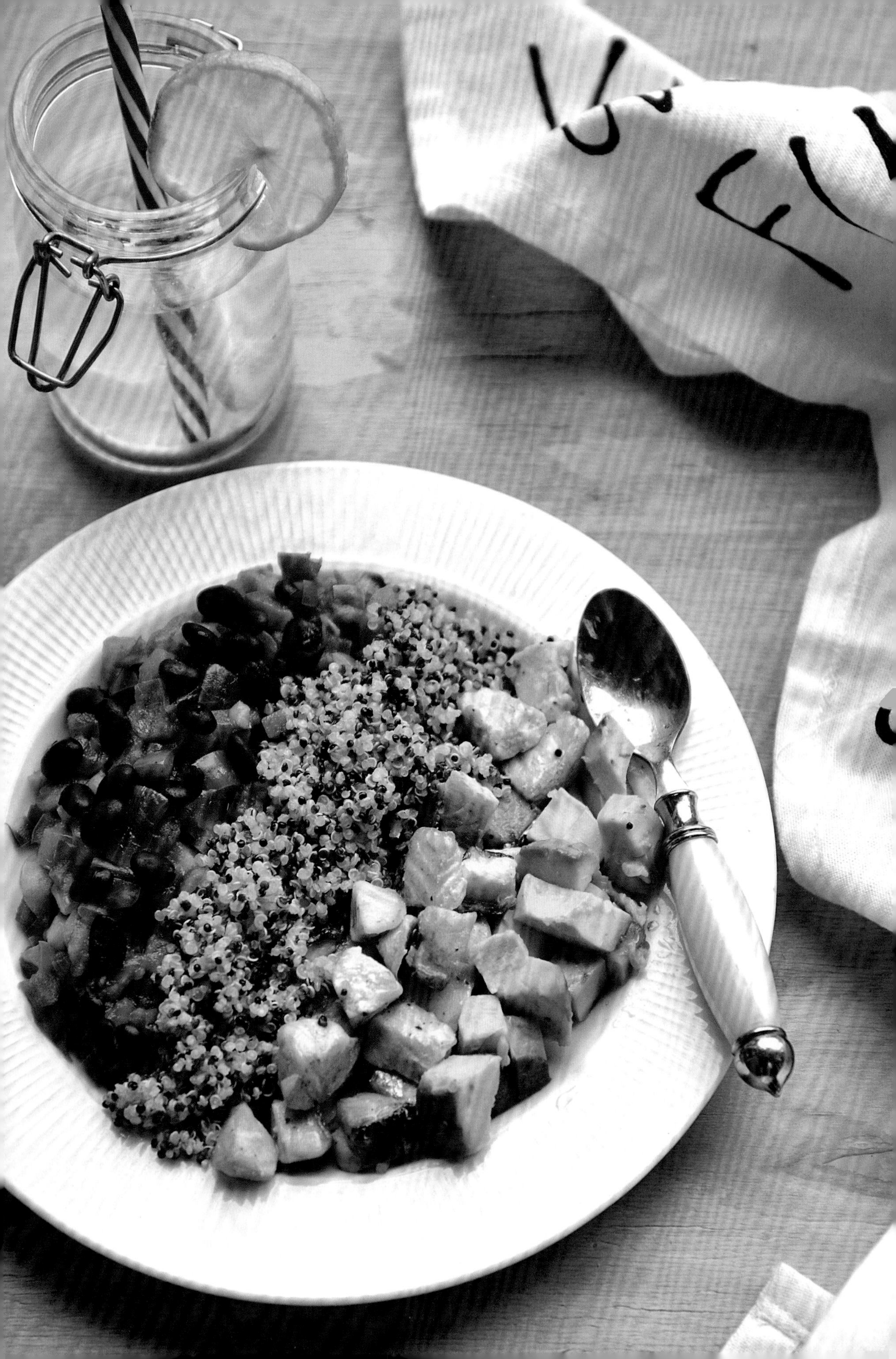

墨西哥牛油果藜麦饭

食材 三色藜麦 20 克
牛油果 1/2 个
三文鱼 100 克
番茄 1 个
洋葱 1/2 个
黑豆 20 克
红彩椒、黄彩椒各 1/2 个

调料 橄榄油 1 勺
孜然、黑胡椒粉、辣椒粉、盐、海盐各适量

做法

1. 三色藜麦浸泡 15 分钟，冲洗干净后放入小汤锅，加水没过藜麦，大火煮开后转小火煮 15 分钟，等到藜麦出现小芽苗即可关火。
2. 三文鱼洗净，用厨房纸巾擦干后切成小块，用海盐、黑胡椒粉腌制 5 分钟。
3. 番茄、洋葱、红彩椒、黄彩椒切丁，黑豆提前煮熟。
4. 平底锅加入橄榄油，将三文鱼块煎熟后盛出。
5. 余油中放入洋葱、番茄和红彩椒、黄彩椒爆香，撒入孜然、辣椒粉、盐、黑胡椒粉拌匀。
6. 牛油果切粒，与煮好的藜麦饭、三文鱼、洋葱番茄彩椒粒、黑豆分别均匀地放置盘中。

营养贴士 藜麦在这道墨西哥风味的减脂餐中扮有重要角色，藜麦不含麸质，富含的多酚、类黄酮、皂苷和植物甾醇类物质具有多种健康功效。藜麦所含的脂肪中不饱和脂肪酸占 83%，且氨基酸种类丰富，除了人类所需的 9 种必需氨基酸，还含有许多非必需氨基酸，特别是很多农作物中没有的赖氨酸。藜麦中还含有较高的矿物元素、维生素，搭配深海鱼类、牛油果、洋葱、番茄，是一道高纤维、抗氧化、有利于肥胖人群食用的营养健康餐点。

总热量：430 千卡

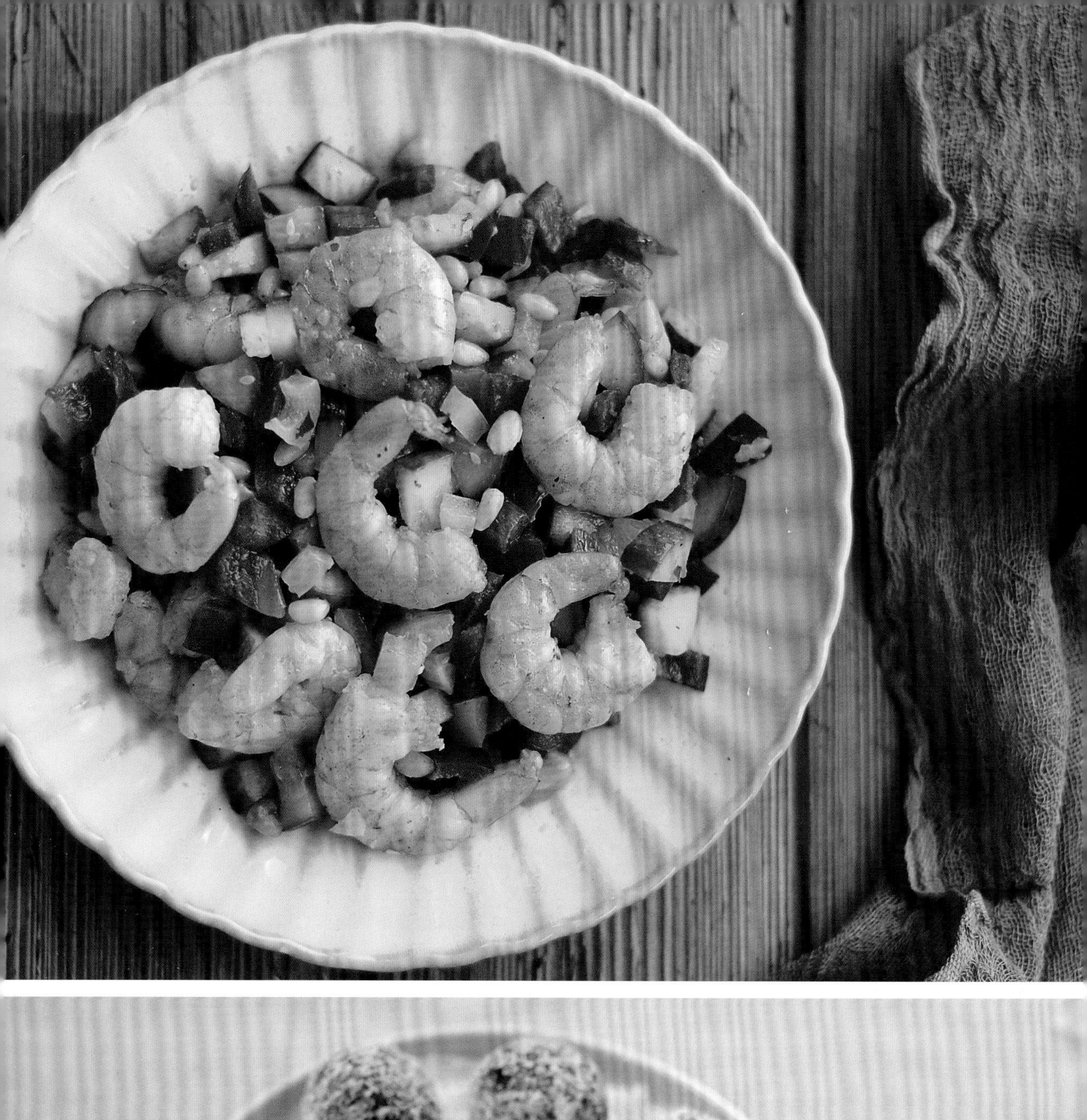

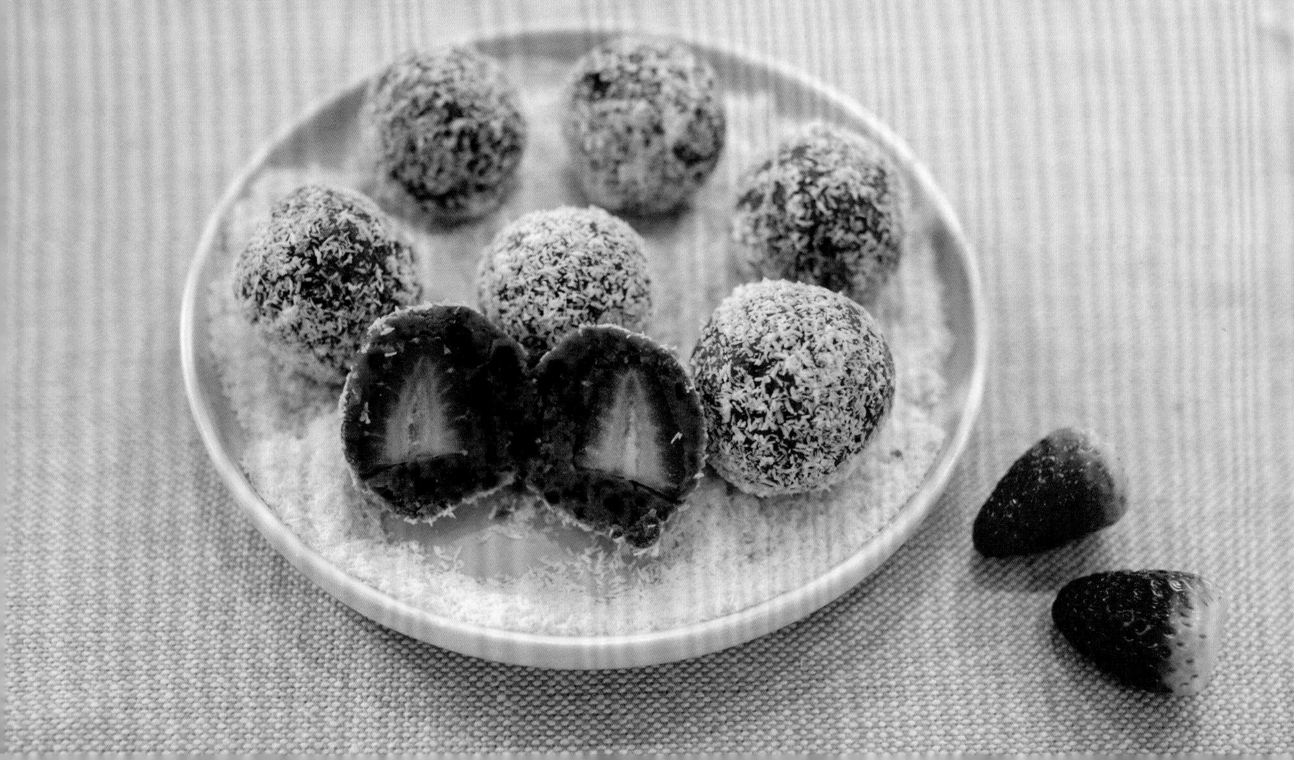

黄瓜红彩椒三色虾仁 + 椰丝薯泥草莓甜心

黄瓜红彩椒三色虾仁

食材

虾仁 120 克
黄瓜 50 克
红彩椒 30 克
玉米粒 50 克
松子 15 克

调料

玉米油 2 大勺
料酒 1 勺
淀粉 1 勺
生抽 1 勺
盐适量

做法

1. 虾仁清洗干净，加入生抽、料酒、淀粉，抓匀腌制 5 分钟.
2. 红彩椒和黄瓜洗净，切小丁。
3. 锅中加入 1 大勺油，油热后滑炒虾仁，变色后立即盛出。
4. 再加入少许油，将黄瓜、红彩椒、松子、玉米粒迅速翻炒 1 分钟，加适量盐调味。
5. 倒入炒好的虾仁，翻炒均匀即可关火。

椰丝薯泥草莓甜心

食材

紫薯 1 个
草莓 6 颗
椰奶 100 毫升
椰子油 5 毫升
椰蓉适量

做法

1. 紫薯包裹一层浸了水的湿厨房纸巾，放入微波炉高火加热 5 分钟，取出翻面，用牙签戳一下，再加热 3 分钟。这样比蒸出来的紫薯好吃很多。
2. 紫薯熟后压成泥，加入椰奶、椰子油揉匀，过筛后得到更细腻的薯泥。
3. 将薯泥依次揉成 30 克的球，用手按扁，将草莓清洗后切掉蒂部，放入薯泥中。
4. 将草莓用紫薯泥包裹住，再揉成球状，放入盘中，均匀裹上椰蓉，切开就是漂亮的椰丝薯泥草莓甜心了。

营养贴士

低热量高蛋白质的虾仁，搭配口感清甜爽脆的黄瓜、红彩椒、玉米粒，非常适合上班族快速备餐。紫薯球中含有大量的花青素和硒，可以抗氧化、延缓衰老。从提供热量角度考虑，熟紫薯的热量（约 100 千卡 /100 克）略低于大米饭的热量（约 116 千卡 /100 克），远低于馒头的热量（220 千卡 /100 克）。

紫薯的直链淀粉含量高于大米，消化速度更慢，而且含有丰富的膳食纤维，能延缓胃的排空速度，对处在减肥期间的人，用紫薯替代一部分米饭作为主食，对控制体重和餐后血糖非常有利。

总热量：478 千卡

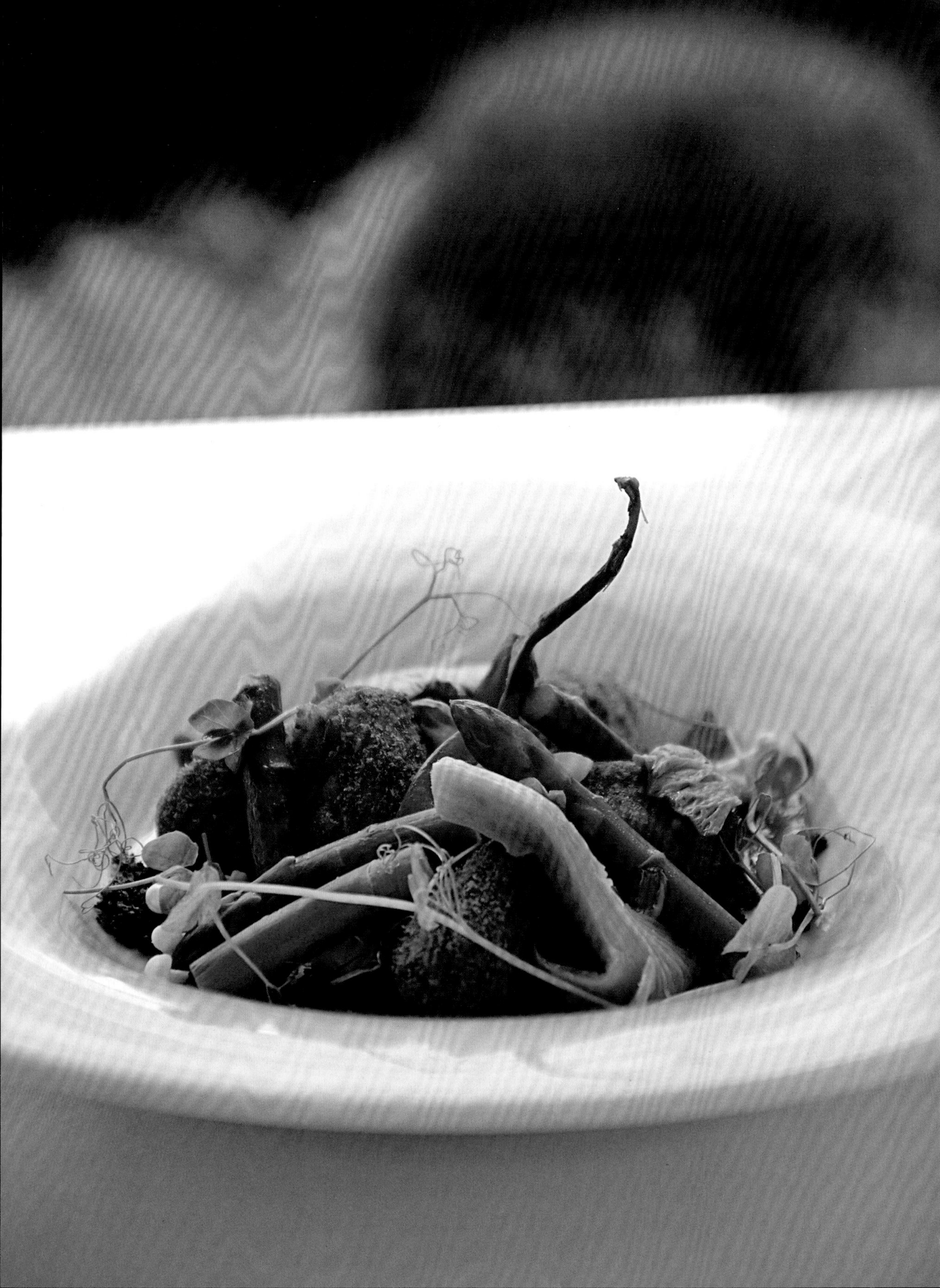

芦笋豌豆苗燕麦虾球

食材
虾仁 100 克
无糖燕麦片 30 克
面包糠 20 克
鸡蛋 1 个
豌豆苗 50 克
芦笋 8 根
平菇 50 克

调料
橄榄油 2 勺
料酒 1 勺
水果醋 1 勺
盐、黑胡椒粉各适量

做法

1. 将虾仁切成小粒，跟无糖燕麦片一同放入食物料理机中，加料酒、鸡蛋、盐、黑胡椒粉搅打成细腻的泥状。
2. 每次取燕麦虾泥 25 克左右，揉成球形，放在面包糠中滚一下，均匀沾满面包糖后放入烤盘，薄薄刷一层油，放入预热 160℃的烤箱烤 15 分钟。
3. 不粘平底锅中倒入 1 勺橄榄油，将平菇放入快速翻炒。
4. 芦笋在沸水中烫 15 秒取出，切成小段。
5. 深盘中分别放入芦笋段、平菇、燕麦虾球、豌豆苗，淋上水果醋拌匀即可食用。

营养贴士 这道创意菜的灵感来自于在新加坡时吃到的一款当地有名的燕麦虾金黄酥脆，外层的燕麦用油炸过非常酥脆，虾肉鲜嫩甜美。这道减脂餐我进行了改良，将高纤维的燕麦跟低脂肪高蛋白质的虾仁混合搅碎，采用无油烘烤，既适合减肥食用，又不用放弃美食，搭配菌菇、豌豆苗、芦笋食用，使颜值和营养做到了平衡。

总热量：328 千卡

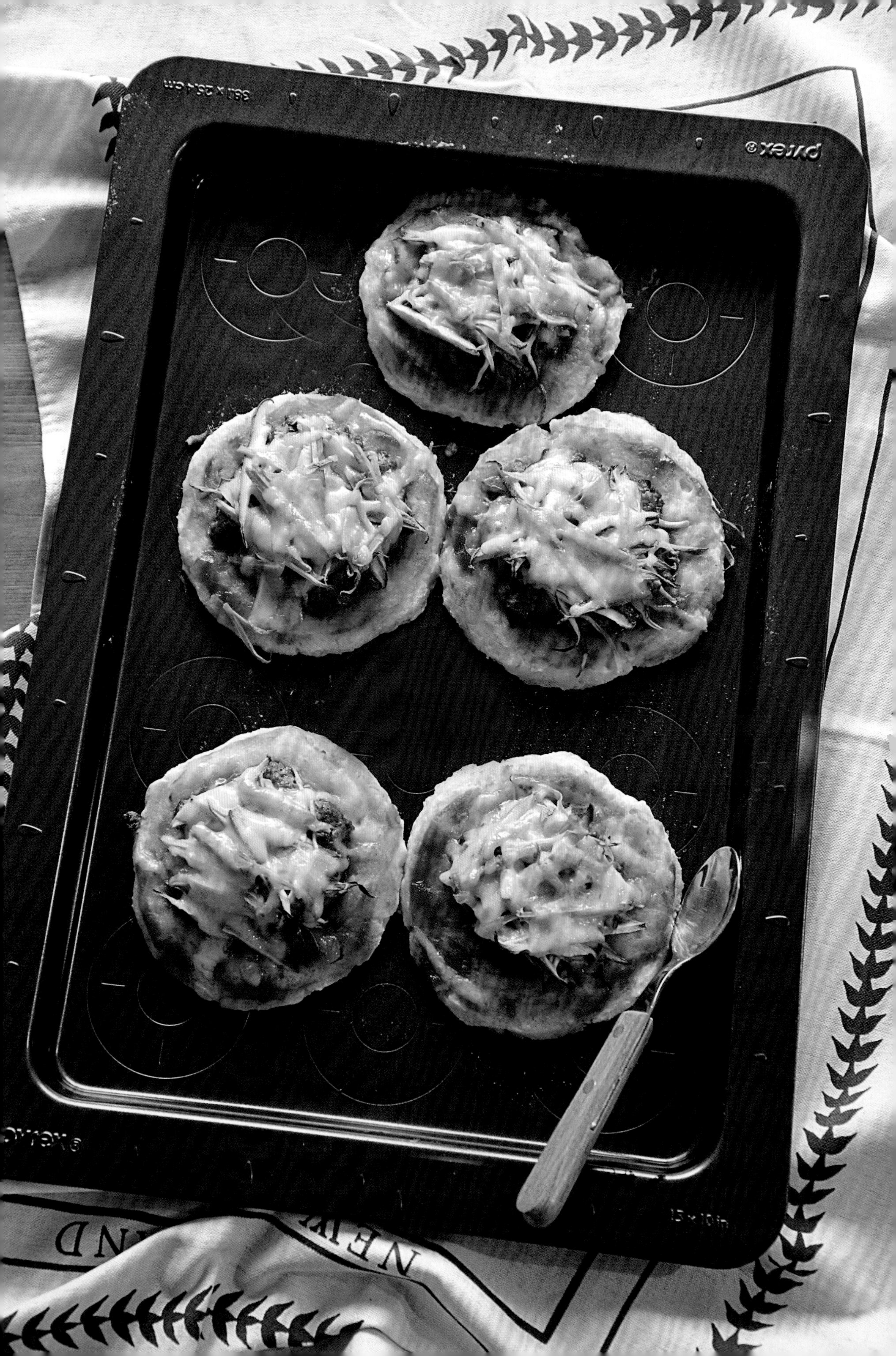

西葫芦肉末芝士土豆饼

食材 猪后腿肉 80 克
蛋黄 1 个
土豆 120 克
胡萝卜丝 20 克
西葫芦丝 20 克

配料 马苏里拉芝士 10 克
橄榄油 1 勺
生抽 5 毫升
盐适量

做法
1. 土豆去皮，切成小块，放入蒸锅中大火蒸 15 分钟。
2. 取出放入小碗中，加适量盐、橄榄油，用压泥器压成细腻的泥状；取 30 克土豆泥揉成球再按成圆饼状，将剩余土豆泥依次做好，放入烤盘中。
3. 猪后腿肉剁碎，放入蛋黄、盐、生抽，朝一个方向搅打 2 分钟，成细腻的肉糜状。
4. 将肉糜铺在土豆饼上，分别放入胡萝卜丝，西葫芦丝。
5. 再撒一点马苏里拉芝士。
6. 烤箱预热 180℃，将土豆饼烤制 20 分钟即可。

营养贴士 许多人减肥的秘诀就是不吃主食，其实选对了主食，同样会产生积极效果。比如，用土豆替代一部分米饭，搭配一些低脂肉类食用就很好。一个小土豆（100 克）的热量大概是 80 千卡，煮熟后是 65 千卡，偶尔可用土豆替代少量主食食用。土豆不含脂肪和胆固醇，煮熟后仍含有丰富的维生素 C 和钾等营养物质，对脾胃虚弱、消化不良、大便秘结的人群有一定的食疗作用，是营养全面的碳水化合物的来源。

总热量：385 千卡

第三章

快手低脂晚餐原来这么简单

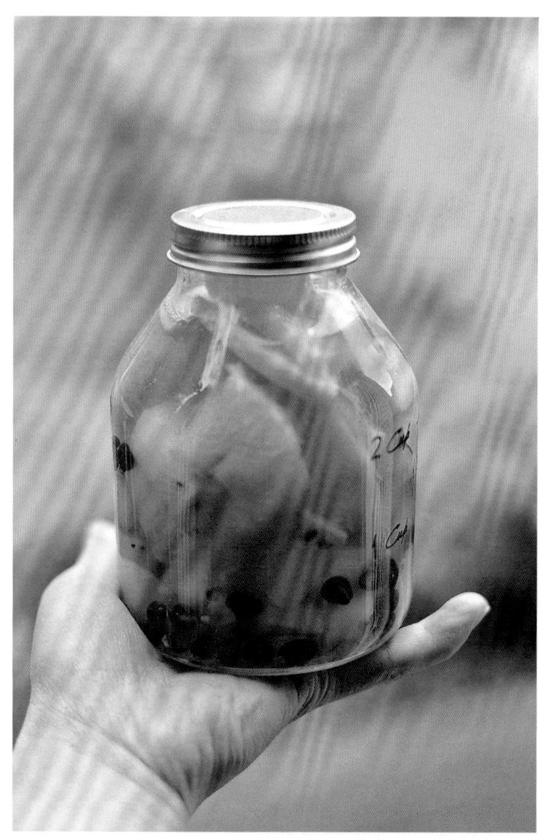

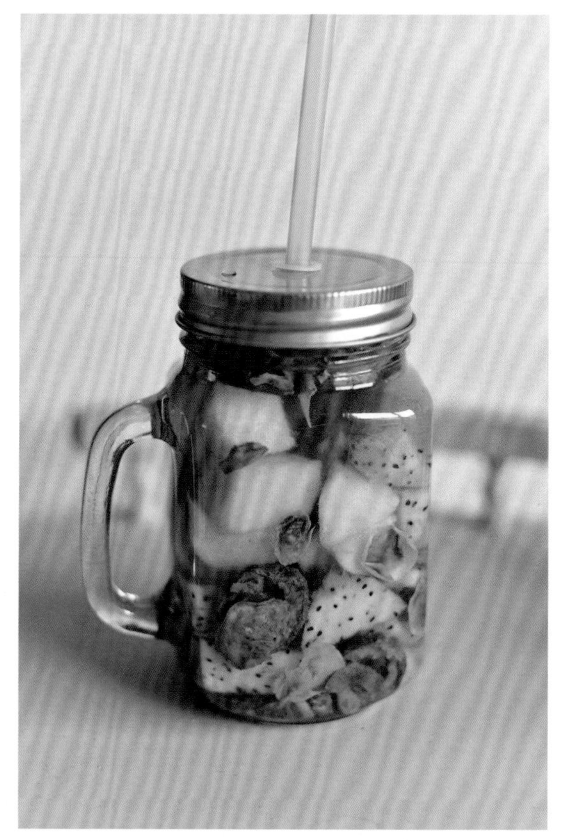

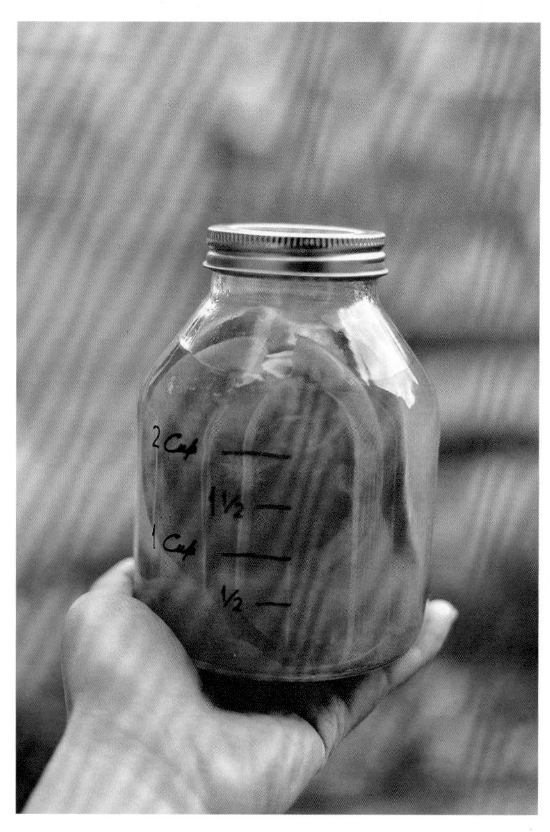
2 Cup
1½
1 Cup
½

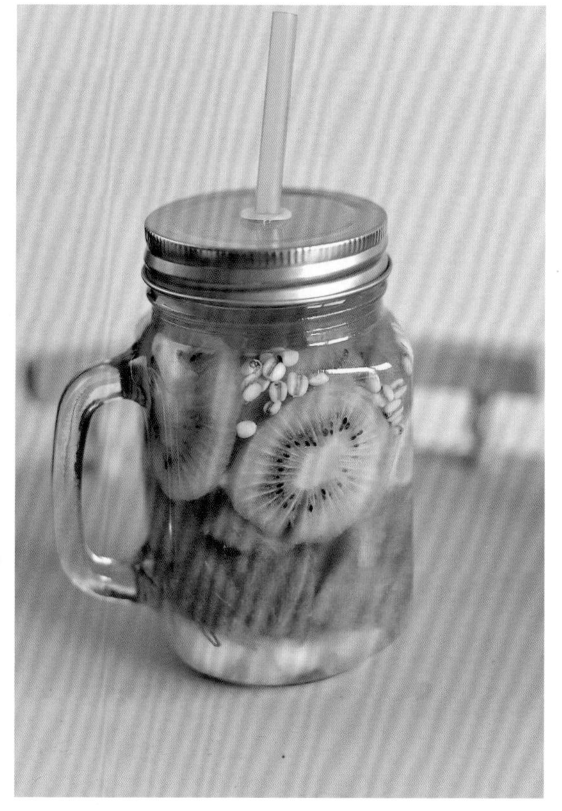

4款低糖水果冷泡茶

冷泡茶可用茶灵活搭配各种水果，而糖分来自水果中的内源性糖，也就是在食物中自然存在的糖类，这种糖由一层植物细胞壁包裹，消化起来更为缓慢，对血糖影响更小。

夏天可以将茶泡好后放置冰箱一晚，而春秋日则是用沸水冲泡茶，冷却后再放入各种水果，简单省事。

当甜蜜的水果和清新的茶香融合在一起，满满的维生素C会让皮肤更美，既能清热润燥，又能为身体补足水分。每天清晨做一罐冷泡茶喝，能让身体渐渐戒掉对含糖饮料的依赖，使一整天的心情都被治愈。

菠萝石榴青柠冷泡绿茶

43千卡

食材 菠萝片50克、石榴15克、青柠片1/2个、绿茶水500毫升

做法 绿茶冷却后加菠萝片、石榴、青柠片，夏日可放入冰箱冷藏后饮用。菠萝含有丰富的天然促消化成分，能分解蛋白质，帮助肉类蛋白质消化，缓解便秘。

火龙果雪梨山楂玫瑰花茶

32千卡

食材 火龙果1/2个、雪梨1/2个、山楂5克、玫瑰花5克

做法 山楂、玫瑰花用热水冲泡，放凉后加入切好的火龙果块、雪梨块饮用。山楂可以活血化瘀，预防心血管疾病；玫瑰花可疏肝理气，无论单独泡水喝，还是做水果冷泡茶喝，对女性都很有益。

减脂刮油西柚水果红茶

39千卡

食材 西柚1/2个、苹果1/2个、英式大吉岭红茶5克、纯净水500毫升

做法 红茶有去油腻、帮助胃肠消化等益处，用热水冲泡放凉后，取红茶水倒入玻璃瓶，加入洗净去皮的西柚和苹果片。泡好后气味芬芳高雅，口感细腻柔和，在下午茶时或进食油腻厚味的盛餐后，最宜饮用。

美白薏米猕猴桃西瓜茉莉花茶

45千卡

食材 猕猴桃1个、西瓜15克、薏米50克、茉莉花5克

做法 薏米水又称美白嫩肤水。将薏米加沸水放入焖烧杯中一晚后，与茉莉花茶水混合，再加切片猕猴桃和西瓜即可。猕猴桃中含有蛋白质分解酵素和丰富的膳食纤维，能减少脂肪堆积。这款茶稍寒凉，脾胃差的人要少喝。

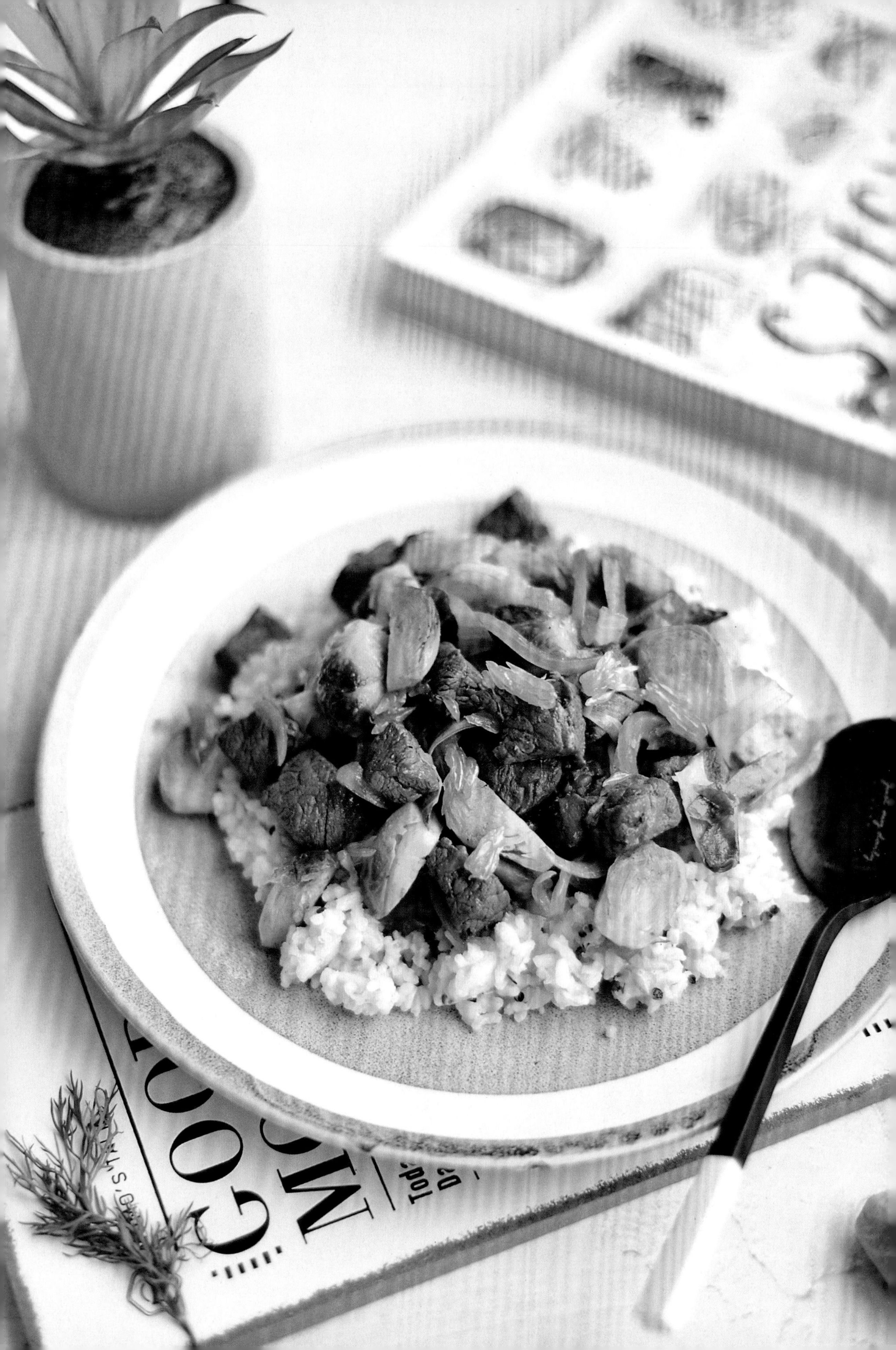

牛肉粒抱子甘蓝杂粮饭

食材

牛里脊肉 120 克
抱子甘蓝 80 克
洋葱 30 克
西柚粒适量
糙米 30 克
大米 10 克
藜麦 10 克
椰子油 3 毫升

调料

海盐 2 克
盐、黑胡椒粉各适量
生抽 1 勺
橄榄油 5 毫升

做法

1. 糙米用冷水浸泡 2 小时，跟大米、藜麦、椰子油一起放入电饭锅煮熟。水量要比平时煮饭时少一些，出锅后口感会更有嚼劲，饱腹感更强。
2. 牛里脊肉切成 2 厘米大小的粒状，撒一些海盐、黑胡椒粉，加生抽抓匀，腌制 5 分钟。
3. 抱子甘蓝切成 4 瓣，洋葱切丝。
4. 不粘平底锅加橄榄油，放入牛肉粒大火快速翻炒，变色后马上盛出。
5. 锅中余油放入抱子甘蓝、洋葱丝炒熟，撒盐调味。
6. 将糙米杂粮饭盛入盘中，牛肉粒抱子甘蓝放在饭上，浇上牛肉汁，用西柚粒点缀即可。

营养贴士 抱子甘蓝和花椰菜、高丽菜、芥蓝菜、羽衣甘蓝同属于十字花科蔬菜，这类蔬菜都有一定的抗癌作用。抱子甘蓝中的小叶球蛋白质含量很高，居甘蓝类蔬菜之首，各种维生素和微量元素的含量丰富，能提升免疫力，保护身体细胞不被氧化破坏，有一定的抗老效果。同时，抱子甘蓝中的膳食纤维含量也较高，这份健康餐中再添加藜麦和糙米，会比普通白米饭增加一倍饱腹感，高膳食纤维有助于刺激肠道蠕动和排毒，能降低胆固醇，减少脂肪合成。

总热量：479 千卡

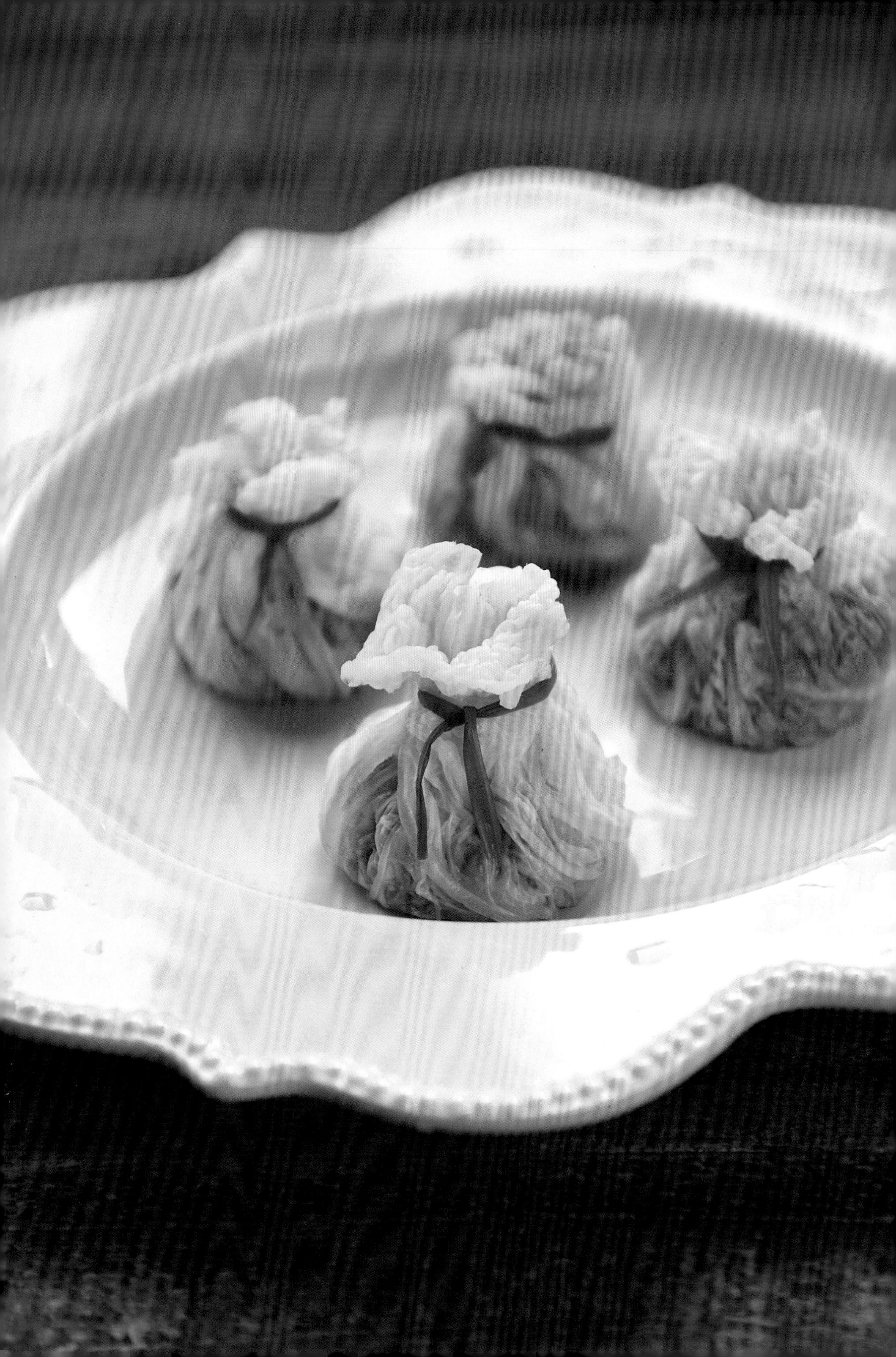

鸡肉蘑菇碧绿白菜卷

食材 鸡胸肉 100 克
杏鲍菇 60 克
虾仁 6 个
白菜叶 6 片
香葱 1 把

调料 麻油 1 勺
生抽 1 勺
盐、黑胡椒粉各适量

做法

1. 选绿叶多的白菜，掰下叶子，取叶片上半部分，放入开水中烫软备用。
2. 鸡胸肉和杏鲍菇、虾仁分别剁碎，调入麻油、生抽和盐，拌匀成馅料。喜欢素食则可以用蘑菇、老豆腐，拌入坚果碎做成馅料。
3. 将馅料放入菜叶中间包成饱满均匀的烧卖形状，用香葱打蝴蝶结。
4. 上锅蒸熟即可。

营养贴士 民间有“百菜不如白菜”的俗语，白菜中的维生素 C、维生素 A、钾、钙含量丰富，一杯熟的大白菜汁能提供几乎与一杯牛奶一样多的钙，很少喝乳制品的人可以通过食用足量的大白菜和其他绿叶蔬菜来补充钙质。杏鲍菇中含有丰富的膳食纤维，能缓解便秘，增加饱腹感。用白菜包入营养丰富的虾仁肉馅，香味扑鼻，清淡鲜美，非常适合作为减脂期间的晚餐。

总热量：238 千卡

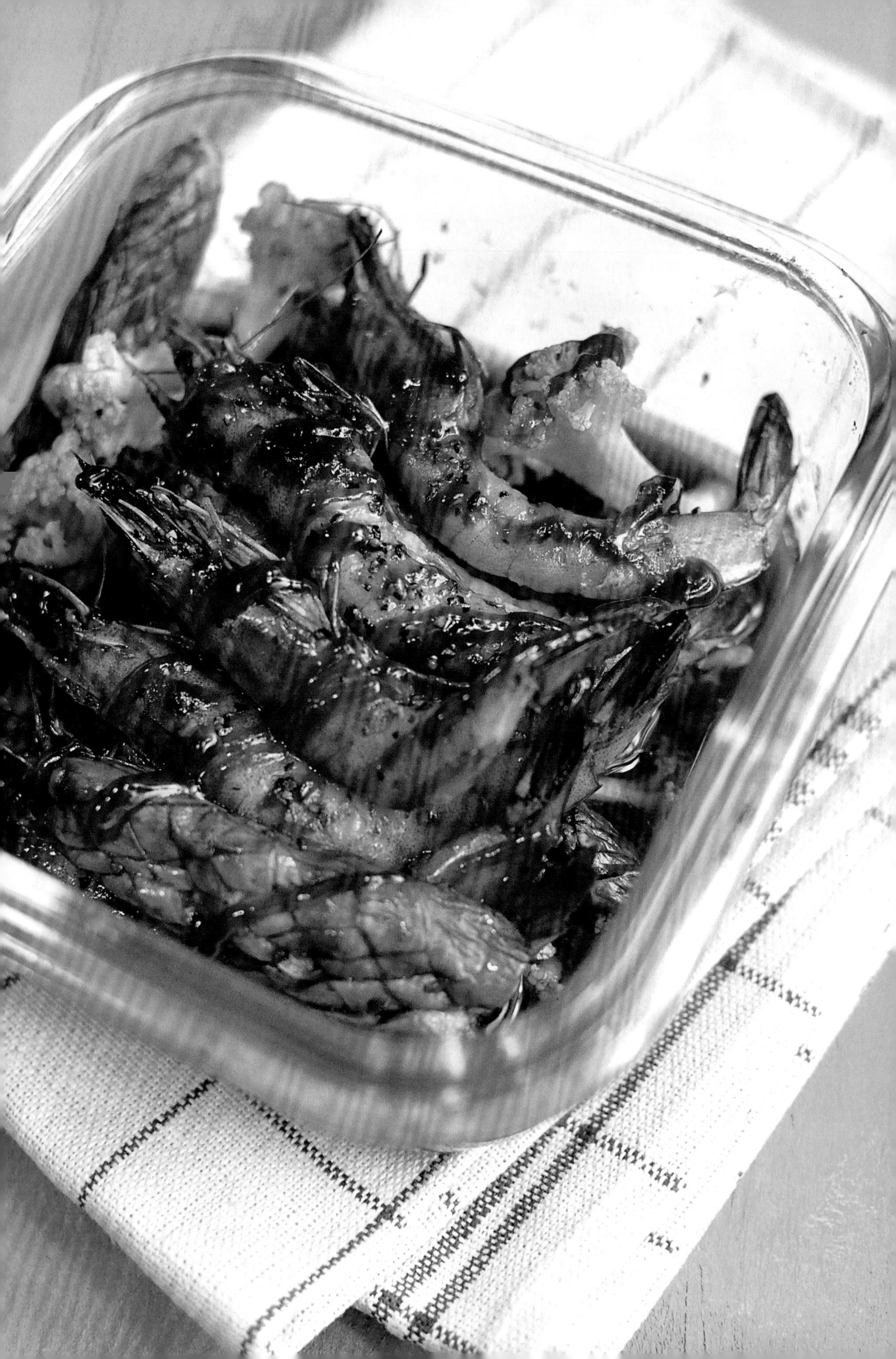

蒜蓉茄子菜花烤虾

食材 长紫茄 1 根
菜花 100 克
海虾 10 只
蒜 2 瓣

调料 蚝油 3 克
蒸鱼豉油 1 勺
生抽适量
橄榄油 5 毫升
盐、黑胡椒粉各适量

做法

1. 茄子洗净后切成 5 厘米长的小段，每段切成两半，在茄子背面用刀轻轻划菱形格纹，放入淡盐水中浸泡 10 分钟，捞出控水备用。
2. 菜花切掉根部，掰成小朵后清洗备用；蒜切成蓉。
3. 海虾剥开中间部分的虾壳，虾背划开取出虾线。
4. 准备一个大烤盘，底层放上菜花，再铺一层茄子，将蚝油、蒸鱼豉油和橄榄油混合，刷在茄子上。
5. 海虾依次摆放在茄子上，再刷一层酱汁。
6. 平底锅中放少许橄榄油，加热至七分热，倒入蒜蓉，小火慢煎出香味，加一点生抽提味。喜欢吃辣可以加一些小米辣碎。
7. 将炒好的蒜蓉均匀铺在虾背里，撒上黑胡椒粉，再把锅中剩余蒜蓉汁水倒入烤盘中。
8. 烤箱预热至 180℃，放入烤箱烤 8~10 分钟即可。晚餐搭配一份水煮玉米或薯类，外加一份豆制品食用更佳。

营养贴士 真的很推荐忙碌的上班族做这种一锅端的烤箱菜。100 克紫茄只有 23 千卡热量，且含有丰富的膳食纤维，以及矿物质元素如磷、钙、钾等。紫茄中所含的一些成分能够抑制人体对于脂肪的吸收，还含有维生素 C 和皂草甙，具有降低胆固醇的功效。搭配的菜花含有丰富的维生素 C，每 100 克菜花含 85~100 毫克维生素 C，比大白菜高 4 倍，能增强肝脏的解毒能力，提高机体免疫力。

总热量：147 千卡

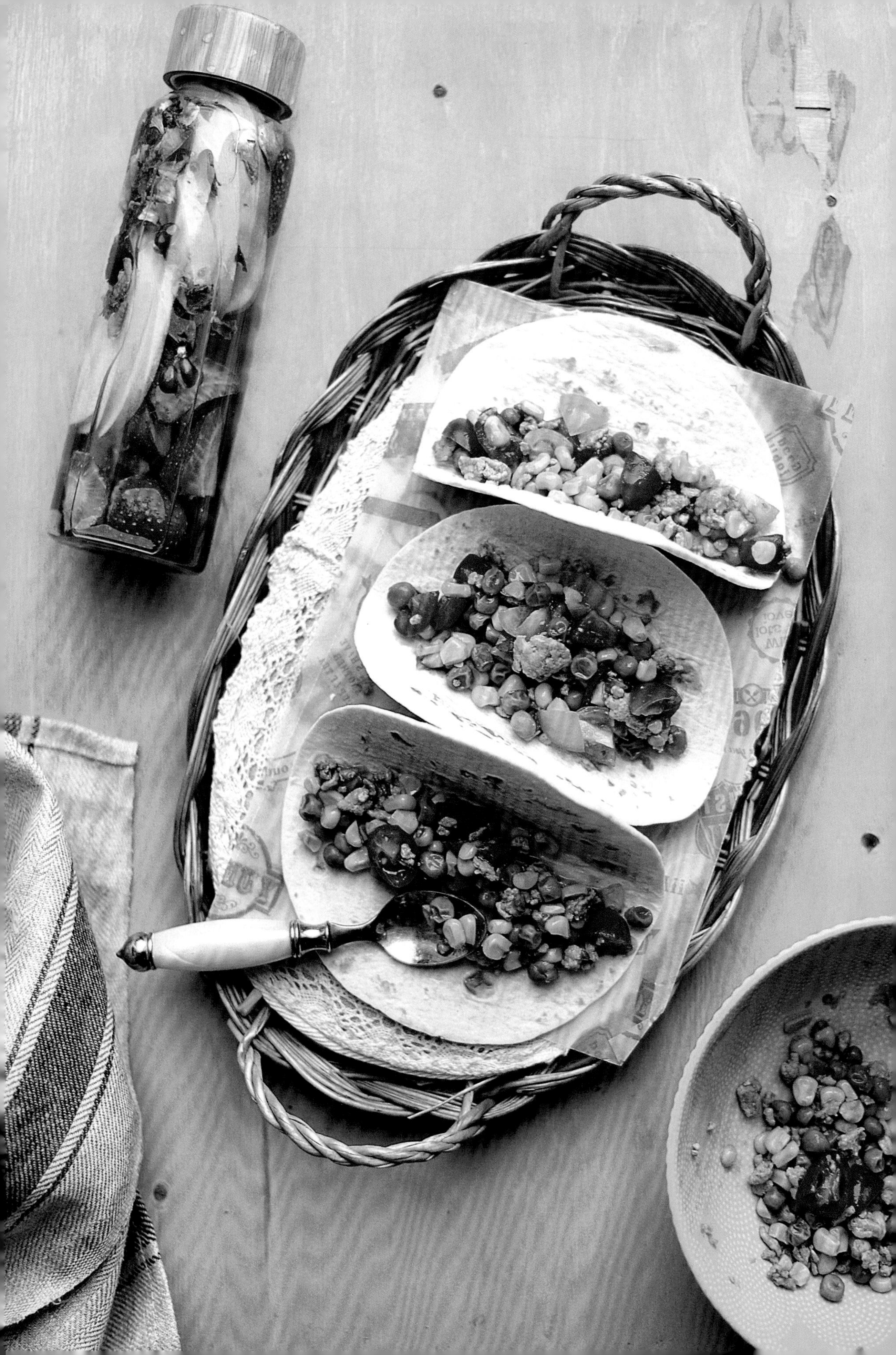

墨西哥风味玉米青豆牛肉塔可

Taco 音译为“塔可”，是墨西哥最具传统风味的主食，通常包的馅料是牛肉或豆泥。柔软有弹性的面皮中加上玉米粒、青豆、樱桃番茄丁、洋葱末、牛肉末，再配以酸奶油、牛油果酱或番茄罗勒酱，吃起来很开胃。

食材

塔可皮 6 张
青豆 50 克
鲜玉米粒 50 克
洋葱 1/2 个
樱桃番茄 10 颗
牛肉糜 80 克

调料

橄榄油 1 勺
盐、黑胡椒粉各适量
生抽 1 勺
番茄酱 1 勺

做法

1. 洋葱切碎；平底锅放入橄榄油，先炒熟洋葱碎，等香气全部散发出来，放入牛肉糜翻炒，加盐、生抽、黑胡椒粉调味。
2. 鲜玉米粒和青豆放入沸水中煮 5 分钟捞出。
3. 锅中放入玉米粒和青豆翻炒 2 分钟，加一勺番茄酱翻炒至食材均匀入味。
4. 将切成小块的樱桃番茄粒放入，稍稍翻拌一下即可关火。
5. 每张塔可皮上加入 2 大勺炒好的青豆玉米番茄粒，再撒一些黑胡椒粉增加香气。喜欢吃奶酪的可以撒一些奶酪丝。

营养贴士

豌豆和玉米都属于粗纤维健康食品，豌豆中的蛋白质、胡萝卜素含量丰富，可以提高机体的抗病能力，丰富的粗纤维能促进大肠蠕动，保持肠道通畅，对瘦身有着积极作用。

100 克玉米粒含有 68 千卡热量，是粗粮中的保健佳品，且富含维生素 B_6、烟酸等成分。粗纤维能刺激胃肠蠕动，可预防便秘、肠炎、肠癌。玉米中的不饱和脂肪酸含量高，尤其是亚油酸的含量高达 60% 以上，它和玉米胚芽中的维生素 E 协同作用，能调节女性激素，降低血液胆固醇浓度，并防止其沉积于血管壁，对冠心病、动脉粥样硬化、高脂血症及高血压等都有一定的预防和缓解作用。

总热量：389 千卡

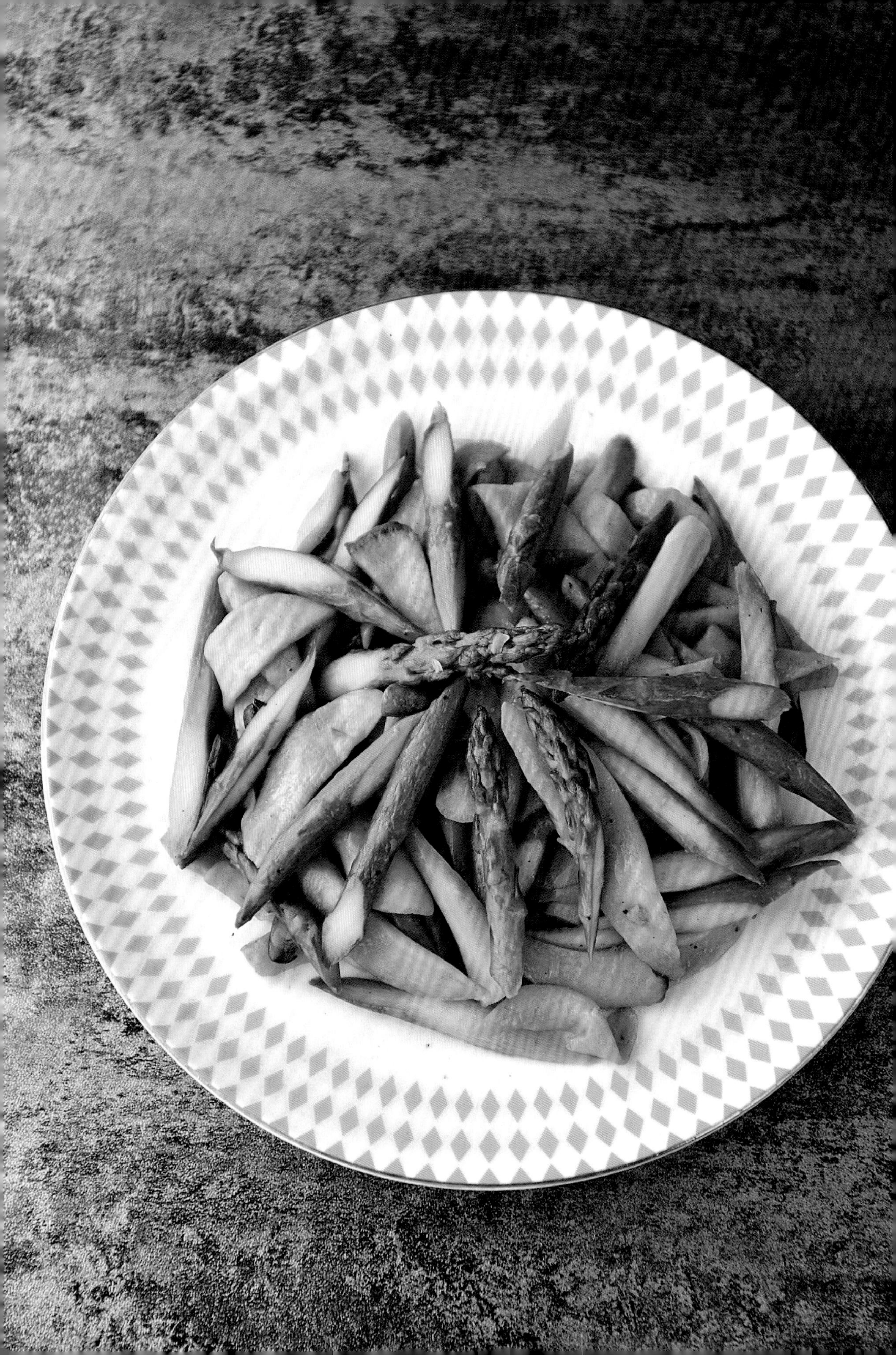

芦笋炒杏鲍菇蒸小米饭

食材 杏鲍菇 2 个
芦笋 200 克
蒜 2 瓣
小米 50 克

调料 橄榄油 5 毫升
盐、黑胡椒粉各适量

做法

1. 芦笋用剥皮刀去掉尾部的外皮，口感会更加脆嫩，再斜切成小段。
2. 杏鲍菇切掉根部，洗净后斜切成厚薄均匀的小片；蒜切成蓉。
3. 平底锅加热，倒入橄榄油，热锅冷油更健康，先下杏鲍菇翻炒 2 分钟。
4. 杏鲍菇变软后下芦笋翻炒，如果喜欢脆嫩的芦笋，炒的时候可以尝一尝，断生就可以立马加蒜蓉、盐、黑胡椒粉调味，翻炒出香味后出锅。
5. 小米淘洗一遍，放入蒸笼中大火蒸 15 分钟，搭配蔬菜食用。

营养贴士 芦笋中富含氨基酸、维生素和微量元素硒、铬、锰等，具有调节机体代谢、提高身体免疫力的功效。杏鲍菇内含有丰富的杏鲍菇多糖，能降低血糖，常食用能软化血管，降低血液中胆固醇的含量，起到降压、降脂的作用。

经常食用杏鲍菇和芦笋可消除疲劳，改善心血管功能，是高营养价值的保健菜肴。

总热量：324 千卡

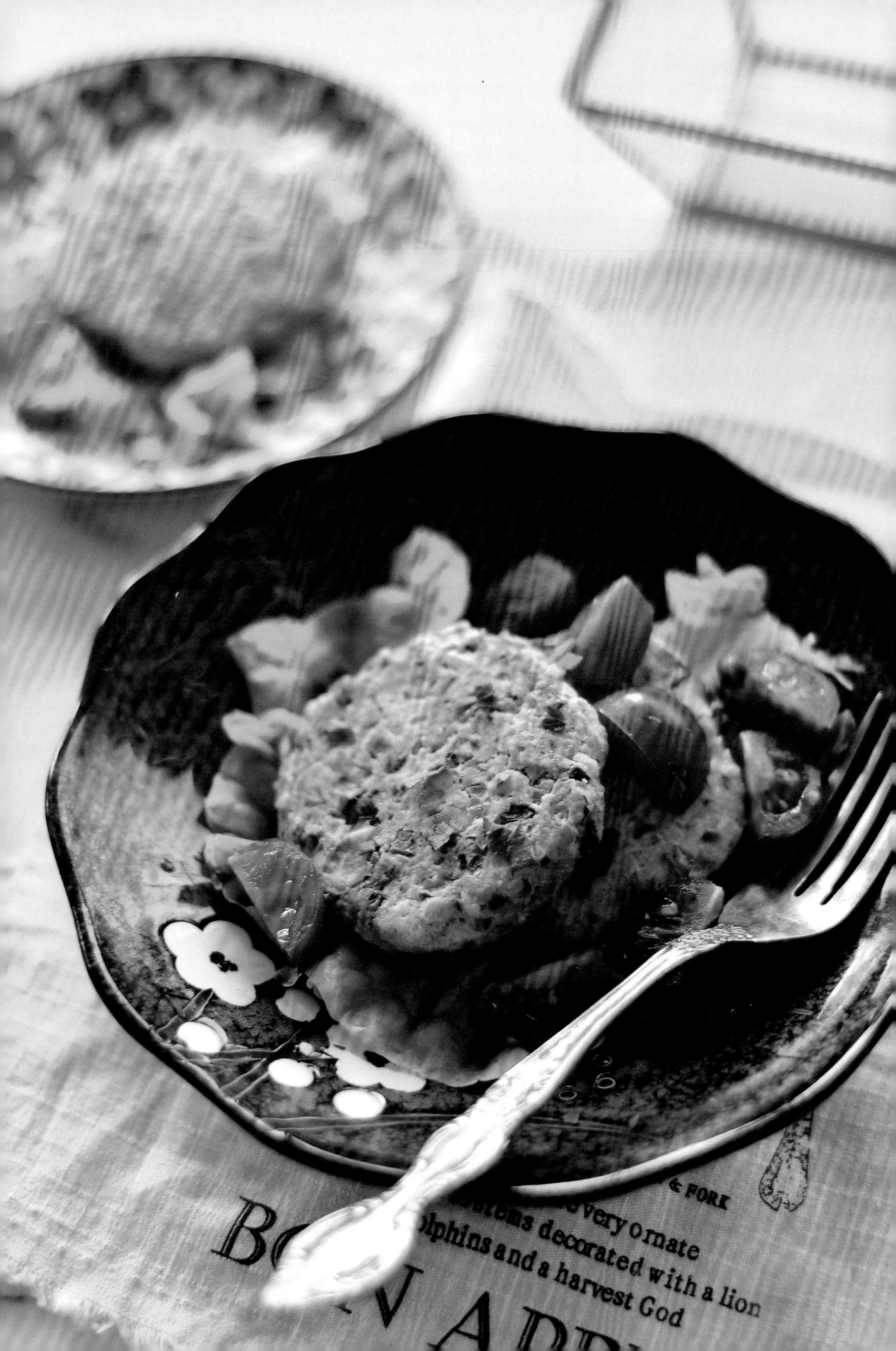

& FORK
very ornate
decorated with a lion
and a harvest God

西葫芦燕麦麸鸡肉饼

食材 鸡胸肉 2 块（约 300 克）
洋葱 1/4 个
胡萝卜 20 克
西葫芦 1 根
蘑菇 30 克
樱桃番茄 10 颗
燕麦麸 3 大勺
鸡蛋 1 个
香菜 10 克
蒜 2 瓣

调料 盐、黑胡椒粉各适量
橄榄油 5 毫升
冬阴功酱 2 勺
辣椒粉适量

做法

1. 西葫芦洗净，切成碎粒，撒一些盐腌制 5 分钟，再挤去水分，去掉涩味；洋葱切末；胡萝卜切粒；香菜、蒜切成碎末备用。
2. 鸡胸肉切成 1 厘米大小的块，放入食物料理机中，接着加入西葫芦碎、洋葱末、胡萝卜粒、香菜末、蒜末、鸡蛋、燕麦麸、盐、黑胡椒粉、辣椒粉、橄榄油搅打均匀，不需要特别细腻，能看到一点粗颗粒即可。
3. 将搅打好的鸡肉蔬菜倒入玻璃空碗，手略微沾些清水，捏成 2 个厚约 2.5 厘米的鸡肉饼。剩余包上油纸放在保鲜盒中，放入冰箱冷冻可保存 1 个月。
4. 电烤盘低温预热 5 分钟，喷入橄榄油，将鸡肉饼放在烤盘中，两面各煎 3~4 分钟左右至鸡肉熟透，且表面变成金黄色。摆盘时放在生菜上，旁边加切半的樱桃番茄。
5. 蘑菇切半，与做鸡肉饼剩下的蔬菜边角料（如洋葱、胡萝卜等）一起放入小汤锅，加入 2 勺冬阴功酱，煮开后小火焖 3 分钟即可。

营养贴士 鸡肉蔬菜饼味道鲜美，口感柔嫩多汁，含有丰富的优质蛋白质、矿物质钙和微量元素铁，为身体提供能量的同时还能预防缺钙、贫血，加入的各种彩色蔬菜会让肠道更健康。平时可以一次性做好多个速冻，无论是作为早餐、午餐，还是健身前后补充蛋白质的点心，都营养又便捷。

总热量：268 千卡（2 个）

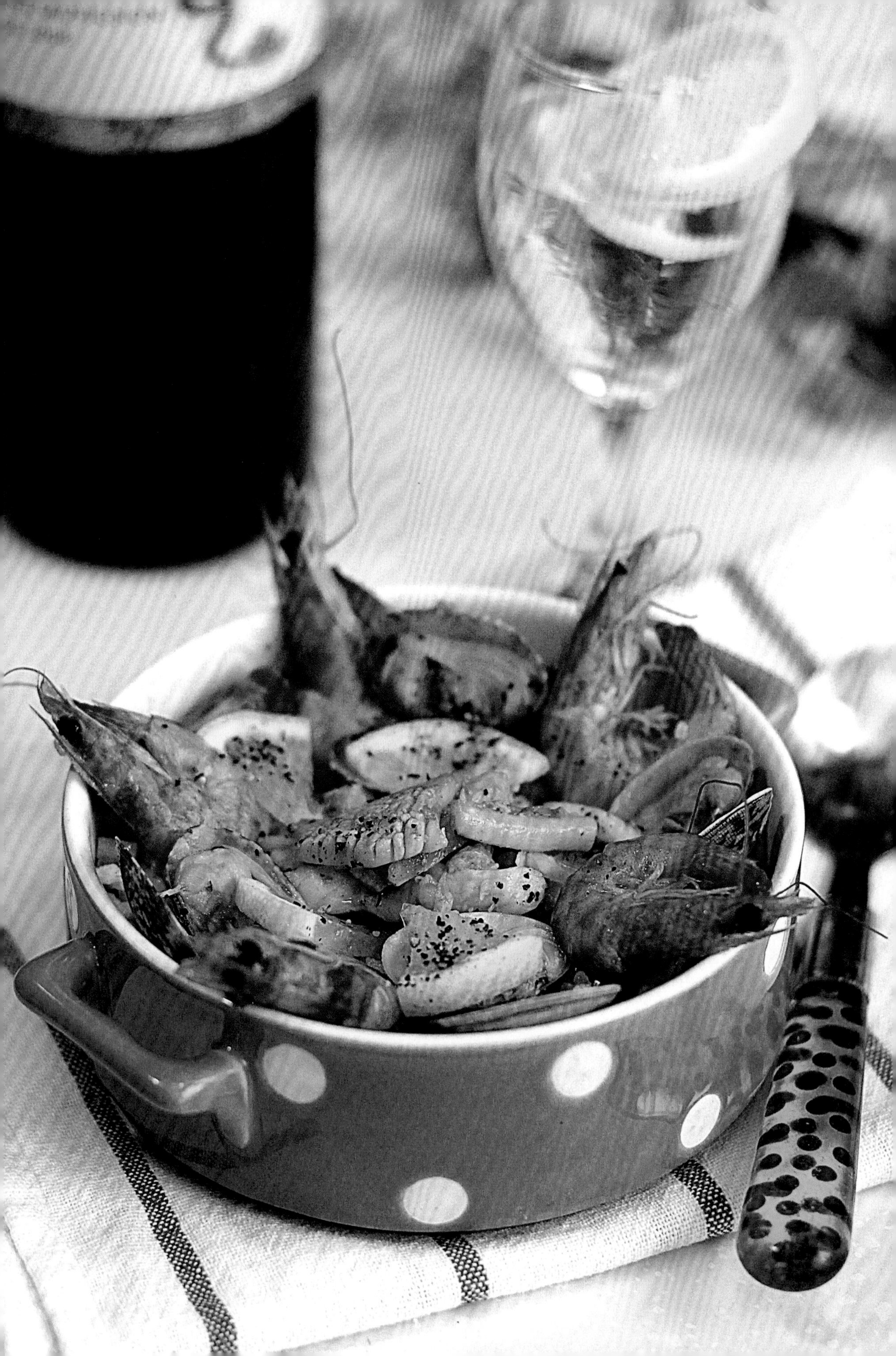

西班牙海鲜饭

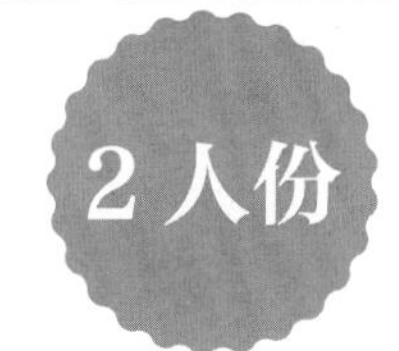

食材 鱿鱼 60 克
海虾 100 克
蛤蜊 120 克
洋葱 1 个
胡萝卜 1 根
红彩椒 1 个
柠檬 1 个
番茄 1 个
蒜蓉 2 大勺
大米 100 克

配料 白葡萄酒 15 毫升
咖喱粉 10 克
橄榄油 10 毫升
盐、黑胡椒粉、
迷迭香各适量

做法

1. 蛤蜊泡淡盐水吐掉泥沙；海虾洗净；鱿鱼清洗内脏，切成鱿鱼圈；洋葱切成小粒；胡萝卜切小片；红彩椒切末；柠檬和番茄切片；大米放入水中泡 30 分钟，备用。
2. 锅中放入橄榄油，加蒜蓉爆香，放入蛤蜊、海虾、鱿鱼，倒入白葡萄酒炒熟，加入盐，炒好后先盛盘。
3. 再放入油，将洋葱粒先炒至透明，接着放入红彩椒末、胡萝卜片，最后倒入番茄片炒熟。
4. 倒入大米，将所有食材一起炒香，加入盐、黑胡椒粉和咖喱粉，炒至米粒都变成黄色。

   （西班牙海鲜饭的正宗做法需要用藏红花泡水，然后用泡米的水煮饭；另一种做法便是加入咖喱粉，做成咖喱味道的海鲜饭）
5. 加水略微没过所有食材，盖上锅盖，小火焖煮 30 分钟，待米饭熟后，撒入一点迷迭香。
6. 将炒好的海鲜铺在米饭上，挤上柠檬汁，也可以用柠檬片盖在饭上，最后小火焖 5 分钟即可。

营养贴士 鱿鱼中富含钙、磷、铁等元素，有利于骨骼发育，能有效预防贫血，同时富含蛋白质和人体所需的氨基酸。而且鱿鱼还含有大量的牛磺酸，可降低血液中的胆固醇含量。这款海鲜饭中，蛤蜊具有高蛋白、高钙、高铁、低热量的特点，非常适合老年人和减肥人士食用。

总热量：370 千卡 / 人

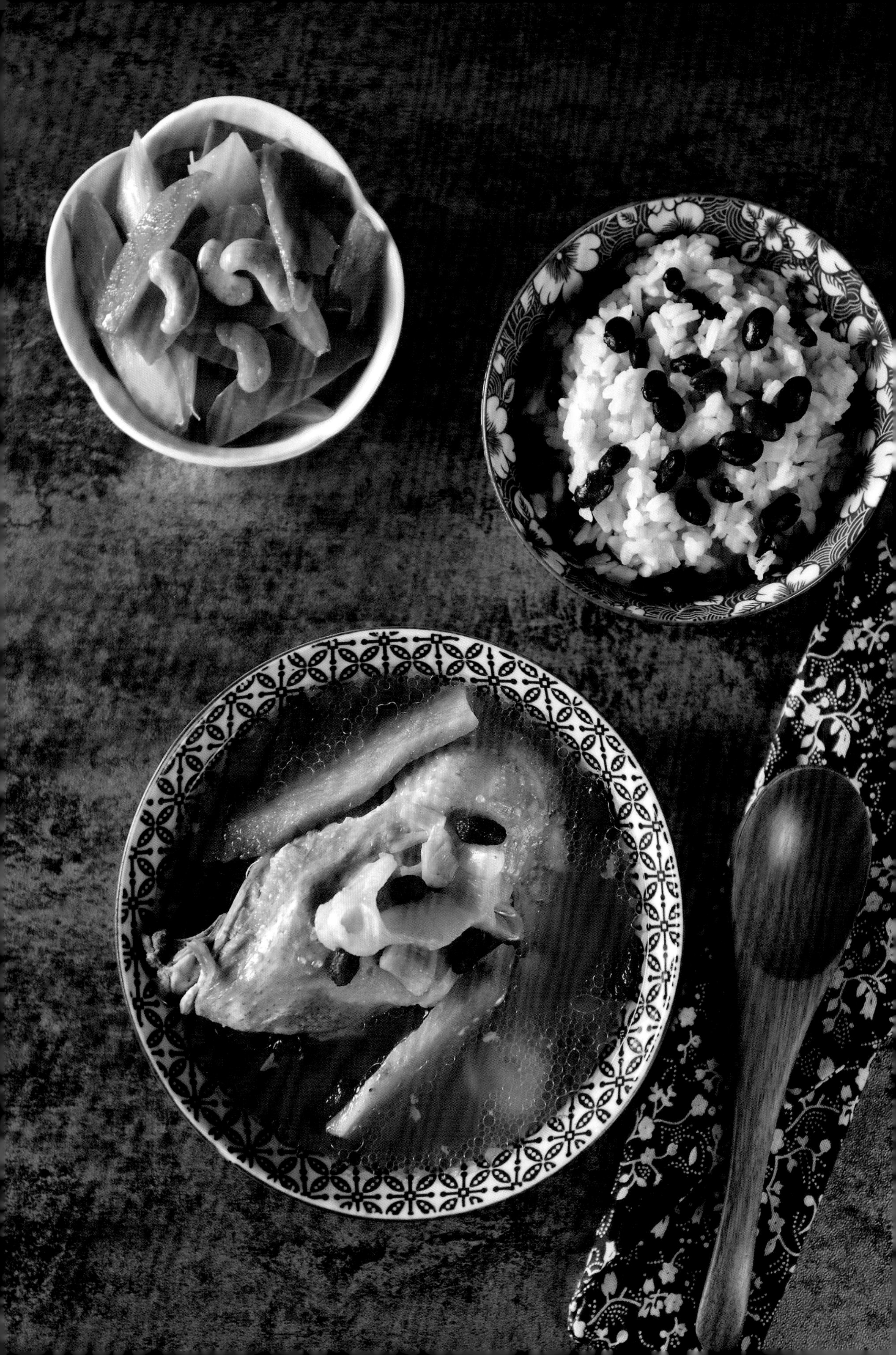

花胶瑶柱枸杞鸡汤 + 黑豆饭 + 西芹胡萝卜

食材

土鸡 1/4 只
花胶 40 克
铁棍山药片 15 克
瑶柱 6 粒
姜 3 片
红枣 4 颗
枸杞 1 大勺
黄酒 1 勺
葱、盐各适量

做法

1. 将花胶放入锅中，再放些姜片，用水浸泡 24 小时。
2. 泡好后花胶会变大，这时锅中换水，放回姜片和花胶，再加葱、黄酒，大火煮 3 分钟后关火。
3. 将煮软后的花胶迅速捞起来，切成均匀的小段 .
4. 按每份 30 克装入保鲜袋冰冻，下次食用直接取出解冻即可，方便又省时。
5. 土鸡处理干净内脏，切块备用。
6. 瑶柱用温水泡 5 分钟，撕掉旁边的黑线；铁棍山药片、红枣、枸杞冲洗备用。
7. 汤锅中依次放入土鸡块、花胶、山药片、瑶柱，开大火煮至沸腾后转文火炖 1.5 小时。
8. 加入红枣、枸杞炖 15 分钟左右，加盐调味即可。晚餐搭配黑豆饭、蔬菜（如西芹、胡萝卜）食用。

营养贴士

花胶可用于气血不足、失于调养、神疲体倦、肌肤不泽、面部皱纹者作为食疗。

从营养学角度分析，花胶含高蛋白低脂肪，蛋白质含量在 70% 以上，脂肪含量在 0.3% 以下。炖花胶汤的食材搭配有讲究，应尽量选油脂少的猪瘦肉、土鸡等去皮食用，这样不仅营养利用率能大大提升，还不会吸收掉多余的脂肪。

总热量：437 千卡

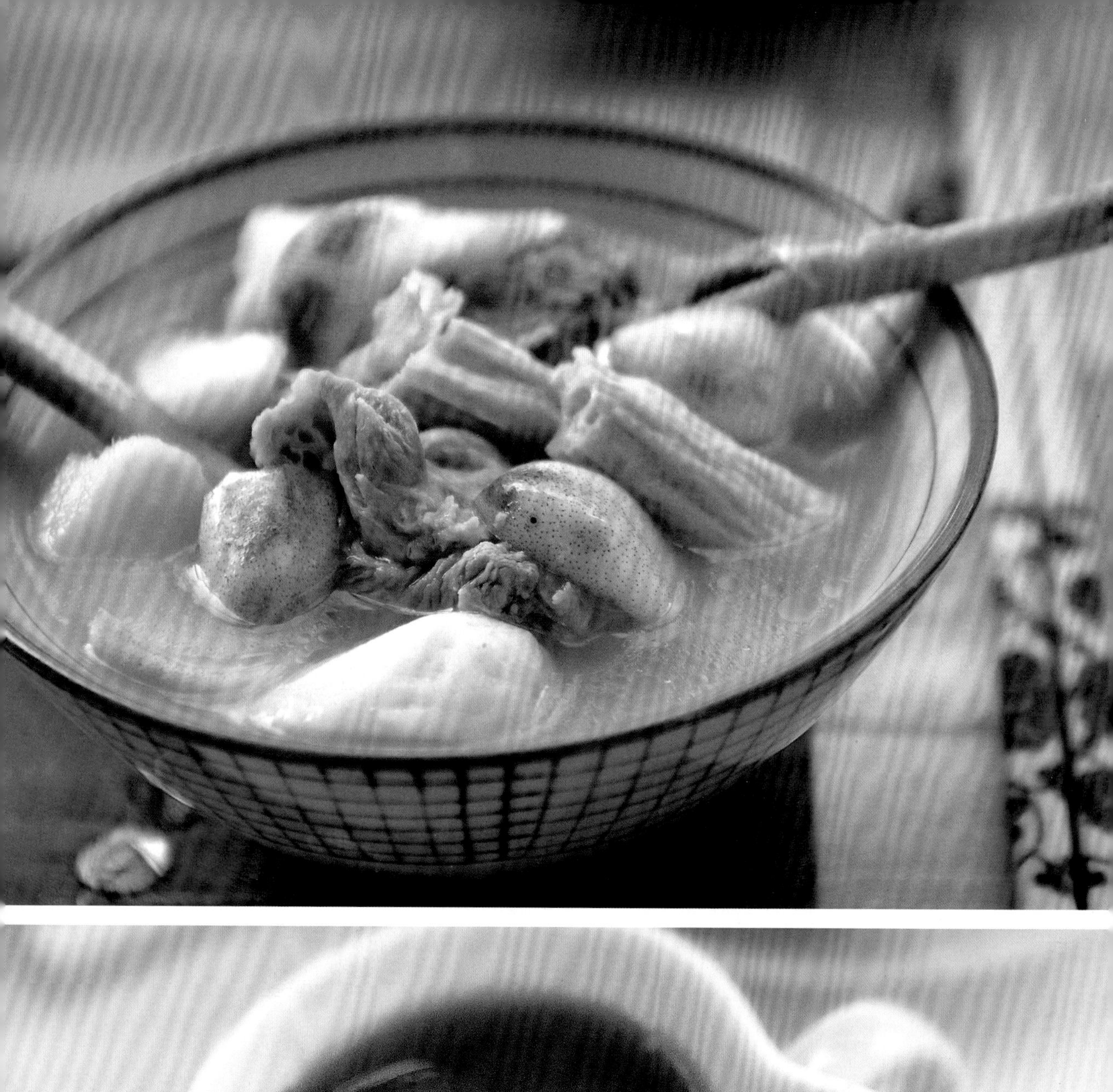
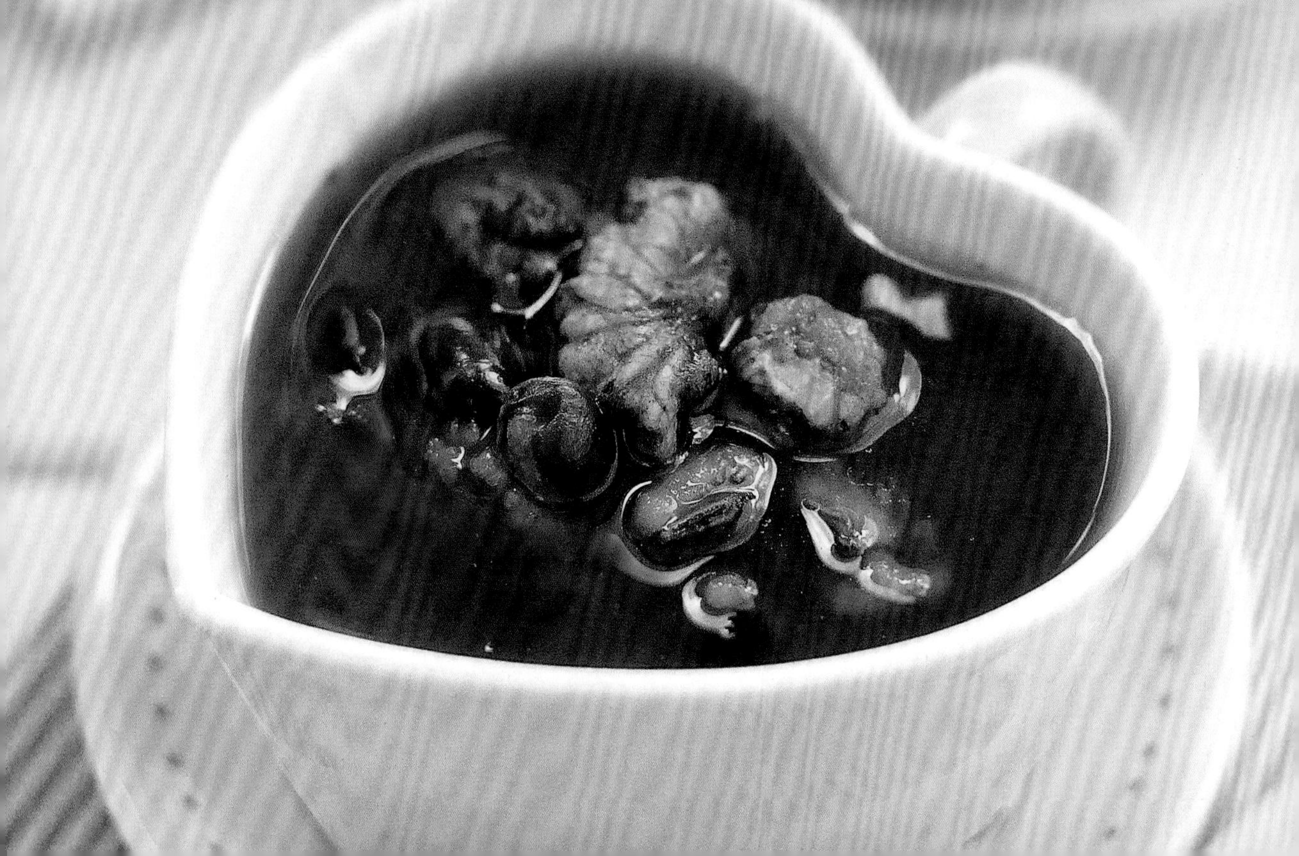

百合腐竹猪腱汤 + 紫米核桃红豆粥

百合腐竹猪腱汤

食材

新鲜百合 1 颗
腐竹 15 克
猪腱子肉 100 克
铁棍山药 20 克
姜 3 片
料酒 1 勺
盐适量

做法

1. 新鲜百合掰下叶片，洗去泥沙后泡水去掉苦涩味；腐竹在冷水中浸泡 1 小时；铁棍山药削皮，切滚刀块，泡入淡盐水中防止氧化。
2. 猪腱子肉可以选无骨的，食谱中用的是带骨的部位，脂肪相对比后腿肉更少，洗净后放入沸水中烫去血水。
3. 汤锅中放入猪腱子肉、姜片、料酒、铁棍山药块、新鲜百合，加入清水超过所有食材 2 厘米，开大火煮沸后转最小火煲 1 小时。
4. 加入腐竹后继续炖煮 30 分钟，加盐调味即可。

紫米核桃红豆粥

调料

红豆 40 克
紫米 25 克
核桃 2 颗
黑糖 1 勺

做法

1. 将核桃肉取出，紫米、红豆分别用水浸泡 3 小时。
2. 将所有食材一同放入电炖盅内，加满水，根据需求用快炖或慢炖功能炖熟，加黑糖拌匀食用。

营养贴士

新鲜百合内含淀粉及铁、钙、磷和丰富的果胶、磷脂等，可以保护胃黏膜。其中所含的百合苷还能镇静安眠，搭配含植物蛋白和钙丰富的腐竹、瘦肉炖汤，便成为一道很不错的调理汤方。

红豆能利尿、消水肿。紫米核桃红豆粥含膳食纤维丰富，同时含有花青素和维生素 E、铁，能健脾补血、促进血液循环、增强抵抗力，很适合体寒畏冷、脾胃功能弱、气血不调的女生食用。

总热量：415 千卡

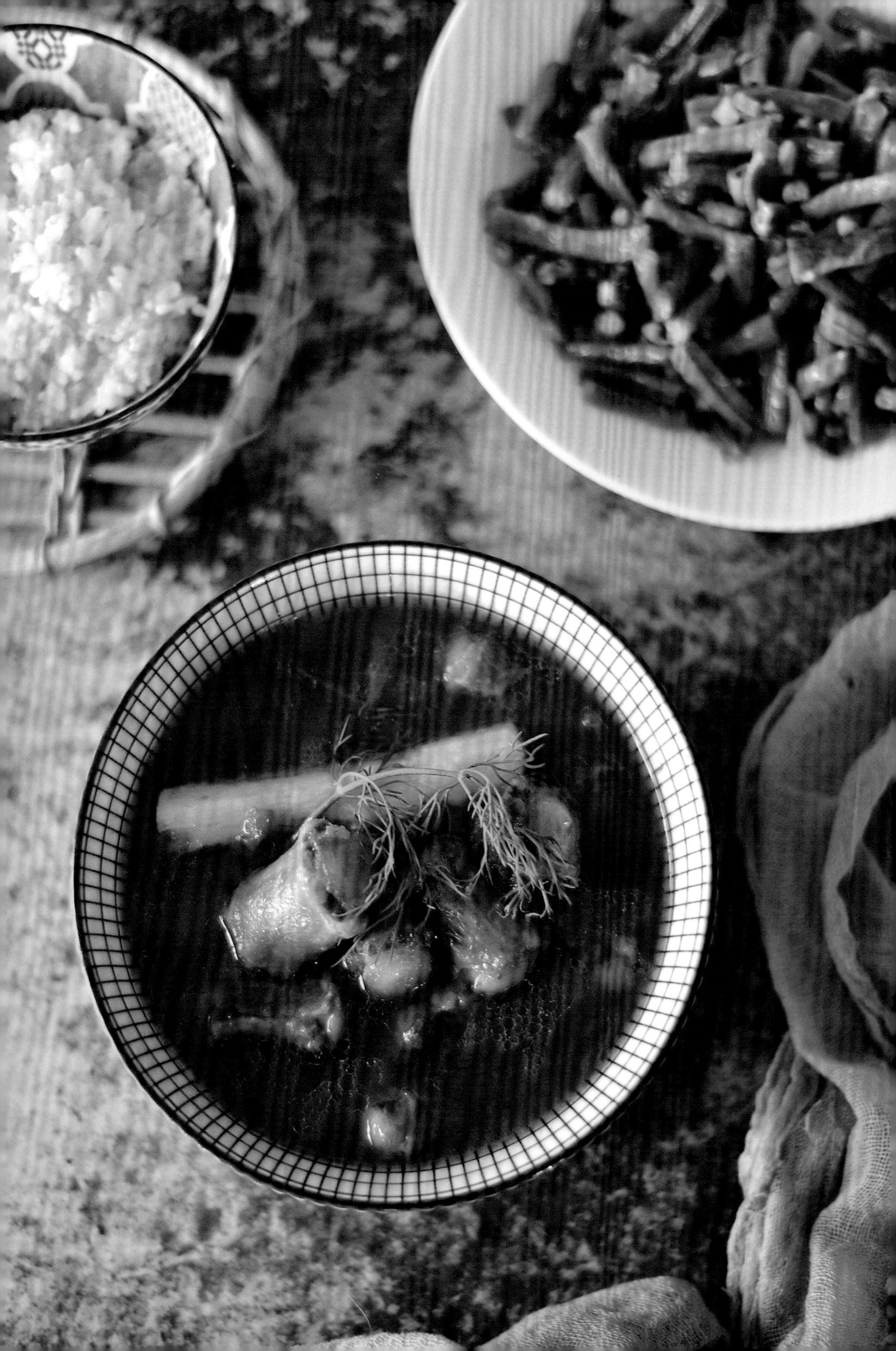

茄汁山药慢炖牛尾＋小米饭＋蒜蓉豆角

食材 牛尾 250 克
番茄 2 个
铁棍山药 50 克
洋葱 1/2 个
月桂叶 1 片
蒜 2 瓣

调料 橄榄油 5 毫升
生抽 1 勺
料酒 1 勺
盐、黑胡椒粉各适量

做法

1. 牛尾汆烫去血水后洗净备用，番茄切小块，洋葱切丝，铁棍山药去皮备用。
2. 锅中放入 1 勺橄榄油，倒入洋葱炒至熟软，再加入番茄煸炒出汁水。
3. 将牛尾放入继续翻炒，加月桂叶、蒜、料酒、生抽，炒至牛尾裹满番茄汁，散发出香气。
4. 此时倒入足量的清水，没过所有食材 2 厘米，盖上锅盖小火慢炖 1.5 小时。等到牛尾炖软后，加入铁棍山药继续炖 30 分钟。
5. 关火前加适量盐调味，撒一些黑胡椒粉增加香气，盛盘后可用茴香点缀，搭配蔬菜、米饭食用。

营养贴士 牛尾肉质鲜嫩，比牛肉富含更多的胶质、蛋白质，锌含量丰富。番茄炒熟后食用可摄取到更多的番茄红素，能帮助身体清除自由基，具有抗氧化作用，番茄中所含的尼克酸能维持胃液的正常分泌，促进红细胞生成，有利于保持血管壁的弹性。番茄还具有抗衰老作用，能使皮肤保持白皙。这道浓郁的牛尾汤，因为加入了番茄和洋葱，使清甜的蔬菜香气和牛尾汁交融，风味十足。有些女生在生理期容易腹痛、腹胀、头晕、失眠、多梦，多半是因为血虚和脾胃功能弱引起的，平时可常喝这道茄汁山药牛尾汤，会使不适症状有所缓解。

总热量：412 千卡

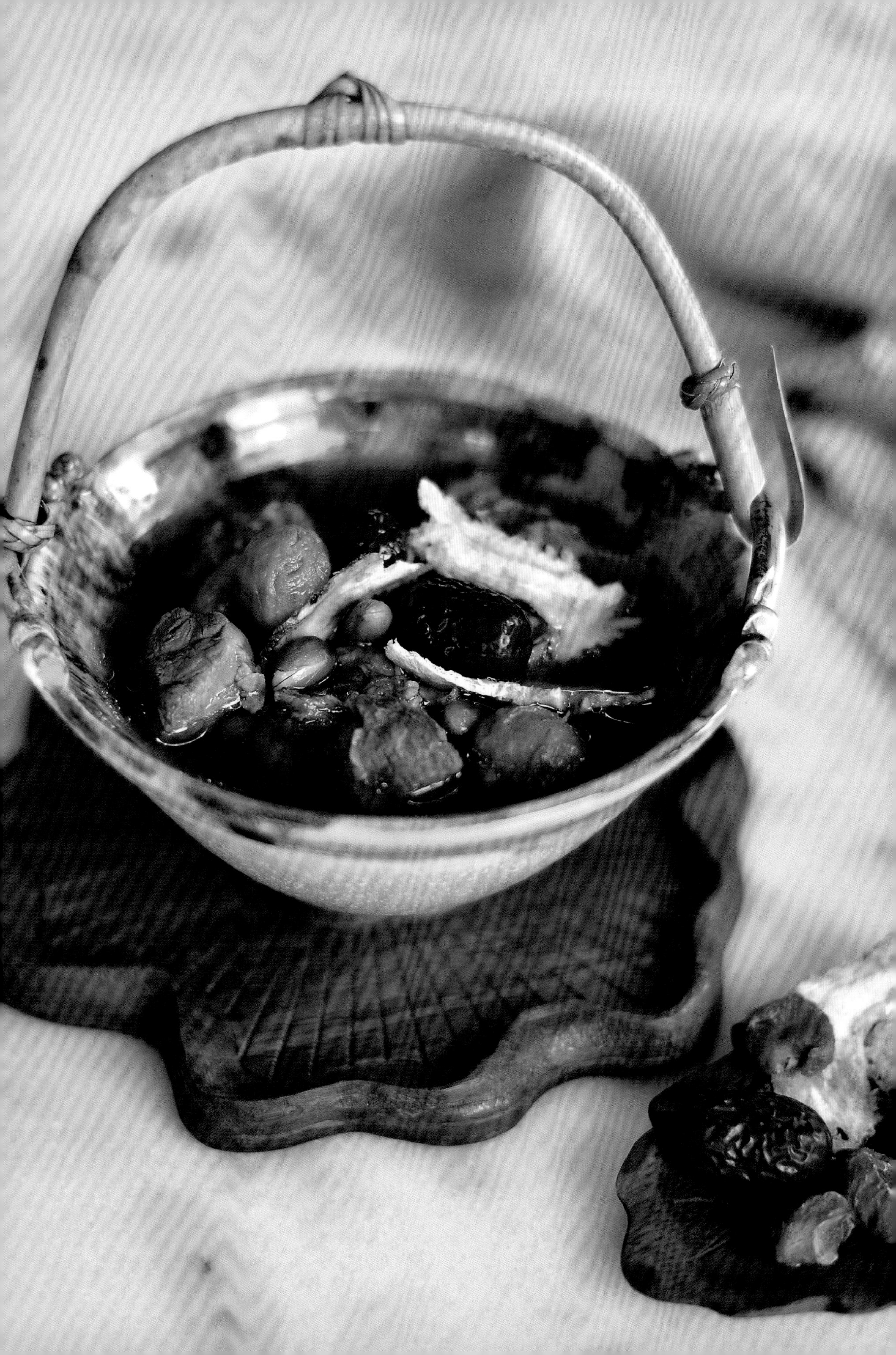

桂枣花生当归羊肉汤

食材

去皮羊腿瘦肉 120 克
花生 30 克
姜 3 片
橘皮 2 片
黄酒 1 勺
盐适量
桂圆干 5 个
当归 10 克
党参 10 克
红枣 4 颗

做法

1. 羊肉去腥膻的方法：冷水与羊肉同时下锅，加姜片、橘皮一同煮，水煮开后去掉血水浮沫，将羊肉用水冲净备用。
2. 煲汤锅中放入冷水和羊肉、姜片、黄酒、桂圆干、当归、党参、红枣一同炖。
3. 大火煮开后转小火，慢炖 1.5 小时至羊肉熟烂，加盐调味即可。

营养贴士

羊肉性温，含有丰富的蛋白质，每 100 克羊瘦肉才含热量 118 千卡，含脂肪 3.9 克；而肥瘦相间的羊肉每 100 克含脂肪 14 克。从减肥角度来看，吃羊肉只要选瘦肉部位，摄取到的脂肪会比猪肉更少。尤其是冬季常吃羊肉，能帮助身体抵御寒冷，有助于脾胃运化，具有补肾、祛寒、温补气血、开胃健脾的功效。

羊肉药膳汤需要结合人的体质食用，搭配好材料才能更好地发挥羊肉的功效。如焖羊肉，加上一些党参、花生，更适合燥热体质的人食用；女生怕冷、贫血、痛经，可以加桂圆、当归、杜仲、枸杞、红枣等食用，温补的同时还能改善贫血，调理体质，不用担心长胖。

总热量：299 千卡

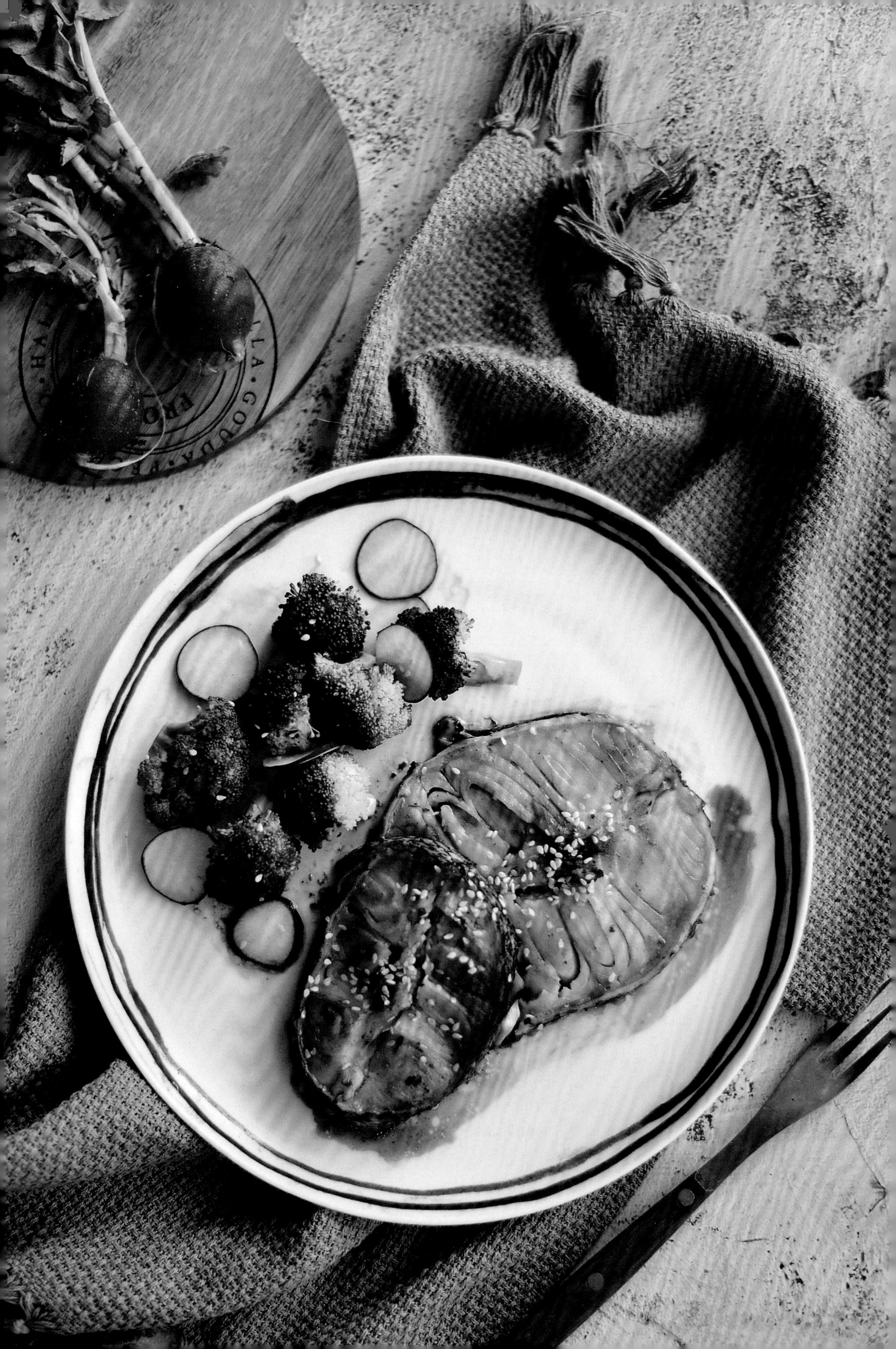

照烧鳕鱼饭配西蓝花

食材

鳕鱼2块(约180克)
西蓝花60克
樱桃萝卜3个
柠檬1个
橄榄油5毫升
白芝麻1勺
海盐适量
白胡椒粉2克
料酒1小勺

照烧汁

生抽2勺
米酒2勺
蜂蜜1勺
水2勺

做法

1. 鳕鱼洗干净后用厨房纸巾吸干表面水分。
2. 两面撒海盐、白胡椒粉，加入料酒，挤少许柠檬汁去腥，腌制备用。
3. 制作照烧汁：将生抽、米酒、蜂蜜、水按比例调匀。
4. 不粘平底锅加热，倒入少量橄榄油，将鳕鱼放入，用中火煎至表面金黄，将调好的照烧汁淋入一半至鳕鱼上，用小火继续煎。
5. 接着将鳕鱼翻面，再倒入剩下的照烧汁，小火煎2分钟左右，直到鳕鱼均匀裹满浓稠的汁水，关火。
6. 小汤锅加水煮开，里面放少量海盐、橄榄油，加入西蓝花煮1分钟捞起，这样更能保持住翠绿的色泽和营养价值。
7. 在圆盘中，一侧摆放鳕鱼，淋上照烧汁，撒白芝麻。一侧放入烫好的西蓝花，切几片樱桃萝卜装饰，搭配米饭或杂粮粥食用。

营养贴士 鳕鱼是一种低脂肪、高蛋白质的食物，鱼刺极少，肉质口感极为细腻，深受老人和宝宝们青睐。对于瘦身减脂的人群来说，鳕鱼的优质蛋白质含量高，脂肪含量却很低，钙、镁、硒等营养元素丰富，且比普通鱼类的维生素D含量高，能帮助钙质吸收，强壮骨骼。鳕鱼对心血管系统有很好的保护作用，还有利于预防高血压、心肌梗死等心血管疾病。

总热量：264大卡

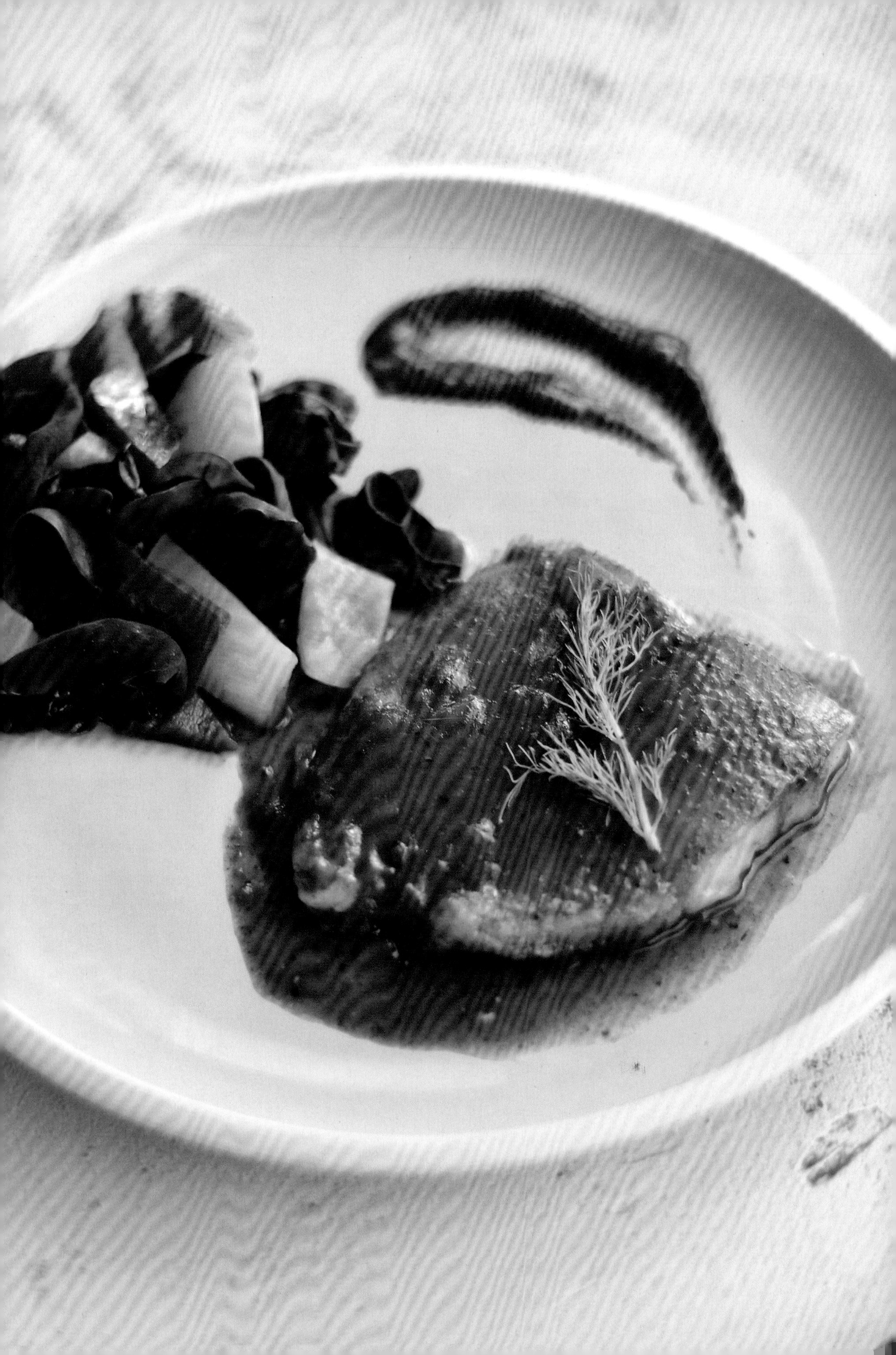

墨西哥辣酱蒸龙利鱼配彩椒黑木耳

食材

龙利鱼肉 200 克
黄彩椒 1/2 个
红彩椒 1/2 个
干黑木耳 10 克

墨西哥辣酱

番茄 1 个
洋葱末 20 克
蒜末 2 大勺
香菜末 1 勺
红辣椒 100 克
海盐 2 克
柠檬 1/2 个

调料

生抽 1 勺
料酒 1 勺
海盐、黑胡椒粉各适量
橄榄油 10 毫升

做法

1. 龙利鱼肉冲洗干净，用厨房纸巾吸干水分，两面各抹上一点海盐，撒黑胡椒粉，加一点料酒腌制。
2. 制作墨西哥辣酱：将番茄烫去外皮后切成小粒，放入料理机，加蒜末、洋葱末、香菜末、海盐；不能吃辣可选红彩椒 1 个切碎，嗜辣一族可选红辣椒切碎放入；挤入一些柠檬汁，以延长保质时间。
3. 将所有食材打成细碎的蓉状，均匀涂抹在腌制好的龙利鱼上。剩余辣酱放入消毒过的玻璃瓶，放冰箱可保存 1 周时间。
4. 蒸锅加水煮开，放入龙利鱼，大火蒸 6~8 分钟即可（根据鱼的厚度决定时间）。
5. 黄彩椒、红彩椒切小块，干黑木耳泡发，放入加了橄榄油的平底锅中大火炒熟，加盐和生抽调味。晚餐可搭配杂粮饭或藜麦饭食用。

营养贴士

龙利鱼是一种优质的海洋鱼类，不是淡水鱼。100 克龙利鱼约含 88 千卡热量，含蛋白质 18 克左右，且肉质细腻，容易被身体消化吸收，属于高蛋白、低脂肪、富含不饱和脂肪酸的优质比目鱼类。减肥的人一般偏爱食用热量和脂肪都较低、纤维素较高的蔬菜，常忽视了对蛋白质的摄入，殊不知缺乏蛋白质不仅会影响肌肉线条形成，还不利于身体健康，其实晚餐多选择食用各种深海鱼类便能满足身体需求。

食用时搭配墨西哥辣酱与多种新鲜抗氧化蔬菜，清爽开胃又低脂。

总热量：322 千卡

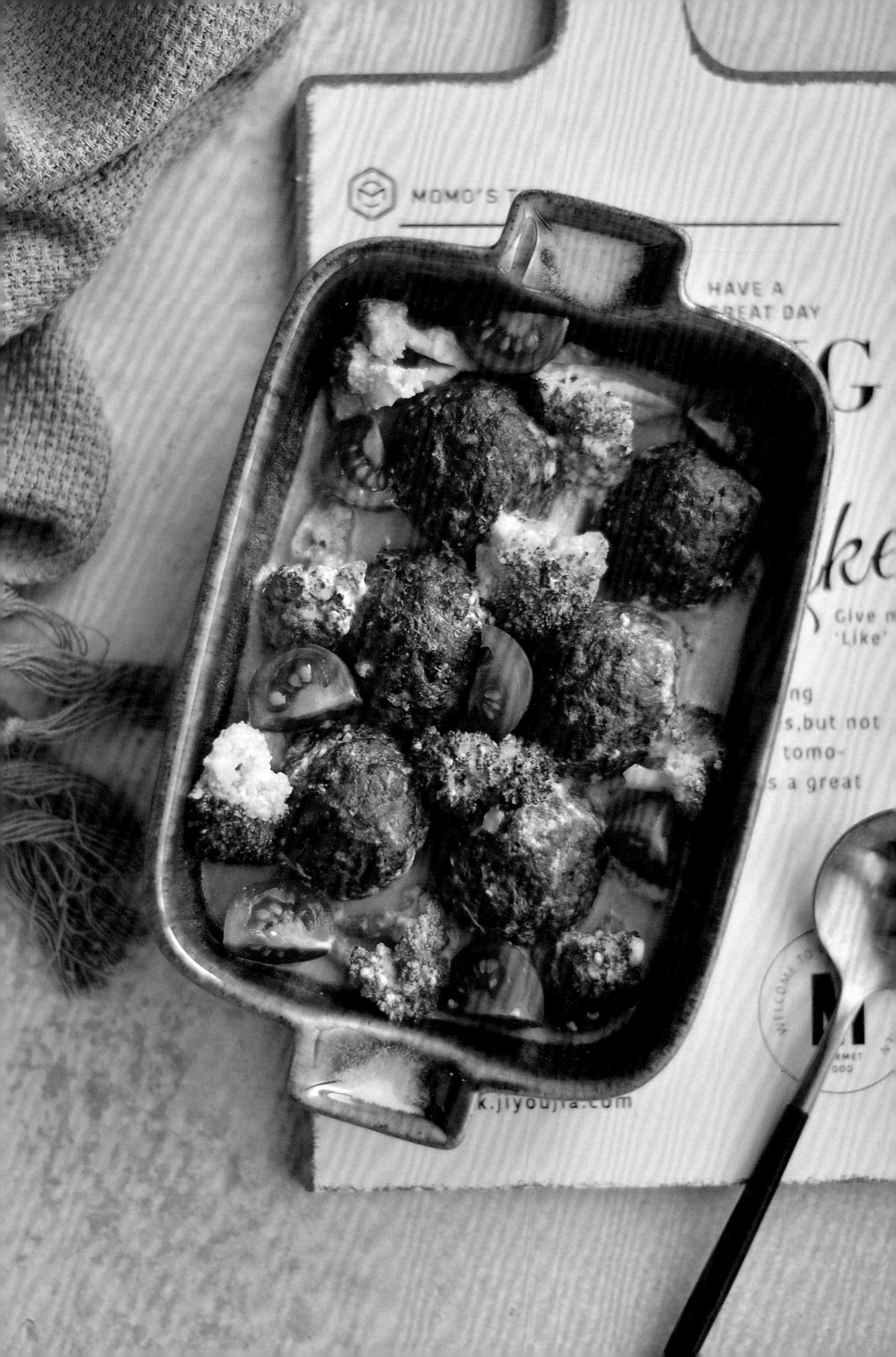
HAVE A

牛肉蘑菇菠菜丸子

食材　（可制作12个肉丸）

牛后腿瘦肉200克
全麦面包屑20克
鸡蛋1个
樱桃番茄4颗
蘑菇4朵
西蓝花80克
嫩菠菜叶30克
蒜2瓣

调料　盐1勺
生抽1勺
橄榄油10毫升
黑胡椒粉适量

酱汁　牛奶80毫升
低脂淡奶油20毫升
低筋面粉10克
欧芹碎、海盐、黑胡椒粉各适量

做法

1. 牛后腿瘦肉切成1厘米左右的小块；蘑菇洗净后切掉根部，同样切成小块；嫩菠菜叶随意切碎；蒜切成末。
2. 将上面的所有食材放入料理机中，加入鸡蛋、全麦面包屑、盐、橄榄油和黑胡椒粉，中速搅打均匀。不需要特别细腻，有一点点粗颗粒感即可。
3. 手上沾一点水，抓一些肉馅放在手心，双手按紧一下，揉搓成大小均匀的丸子，直到所有肉馅用完。根据自己的晚餐搭配，每次食用4~6个，剩余的肉丸放入保鲜盒速冻保存。
4. 烤箱预热180℃，将牛肉丸放置于刷油的烤盘上，烘烤15~18分钟。
5. 将牛奶、低脂淡奶油倒入不粘锅中，稍稍加热后撒入低筋面粉，加一点橄榄油，用耐高温勺不断搅匀，直到酱汁变成很浓稠的状态。撒一点海盐、黑胡椒粉、欧芹碎混合调味。无论作为肉丸的酱汁还是搭配意大利面食用都很美味。
6. 将烤好的肉丸装盘，淋入酱汁，加入樱桃番茄和烫好的西蓝花食用。

营养贴士　牛后腿瘦肉每100克的热量约106千卡，蛋白质含量高达20.9克，脂肪才2克，是真正的高蛋白质、低脂肪且富含铁的健康红肉。最新研究发现，吃牛肉不但不会增肥，还能帮助减肥，因为牛肉中含有一种共轭亚油酸，这种物质可改善新陈代谢，减少脂肪沉积，增加肌肉，特别适合健身减脂人群。在牛肉中加入含高纤维的蘑菇，口感软嫩，可随时补充身体的营养需求。忙碌的上班族可以一次性多做一些速冻保存，随吃随取。

总热量：581千卡

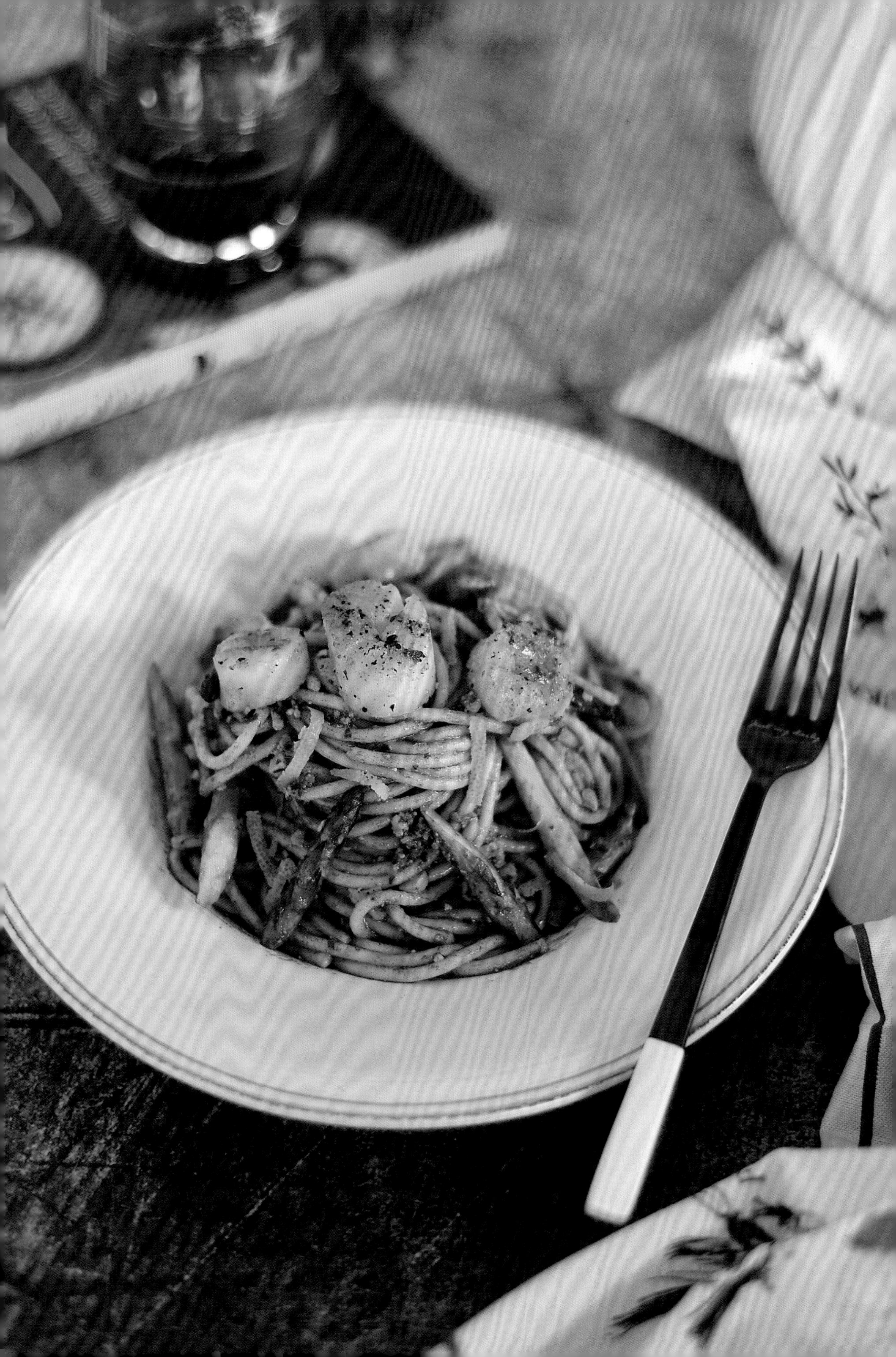

瑶柱芦笋青酱意大利面

食材

意大利面 40 克
瑶柱 4 粒
去皮芦笋段 100 克
盐、橄榄油各适量

自制青酱

（可分 4 次食用）
松子仁 50 克
鲜罗勒叶 100 克
芝士粉 5 克
橄榄油 30 毫升
蒜末 5 克
黑胡椒粉、海盐各适量

做法

1. 制作青酱：鲜罗勒叶洗净；松子仁放入平底锅，不加油烘烤 5 分钟，香味更浓；将制作青酱所需食材放入料理机，搅拌成粗颗粒后加黑胡椒粉和海盐，再次搅打成细腻的酱。拌入意大利面食用可以做成稍微偏咸的口感。青酱热量偏高，每次用量应控制在 1 勺左右。
2. 搅拌好的青酱存放在消毒过的玻璃瓶中，表面加薄薄一层橄榄油封口，放入冰箱可保鲜 15 天。
3. 锅中加足量的水，撒一些盐，水开后放入意大利面煮 10 分钟左右。
4. 煮面的同时准备一个平底小锅，加 1 勺橄榄油，将瑶柱放入锅中，撒一点盐，两面各煎 1 分钟，至表面微微金黄立即取出；余油将去皮芦笋段炒熟。
5. 煮好的意大利面加入一勺青酱，充分拌匀后放入芦笋段，顶部摆放煎好的瑶柱即可食用。

营养贴士

瑶柱是一种高蛋白质、低脂肪且富含维生素 A、钙、钾、铁、镁、硒等营养物质的贝类食物。瑶柱中含有丰富的谷氨酸钠，味道极鲜，搭配青酱芦笋意大利面作为晚餐，能迅速补充运动后需要的能量和蛋白质。

总热量：396 千卡

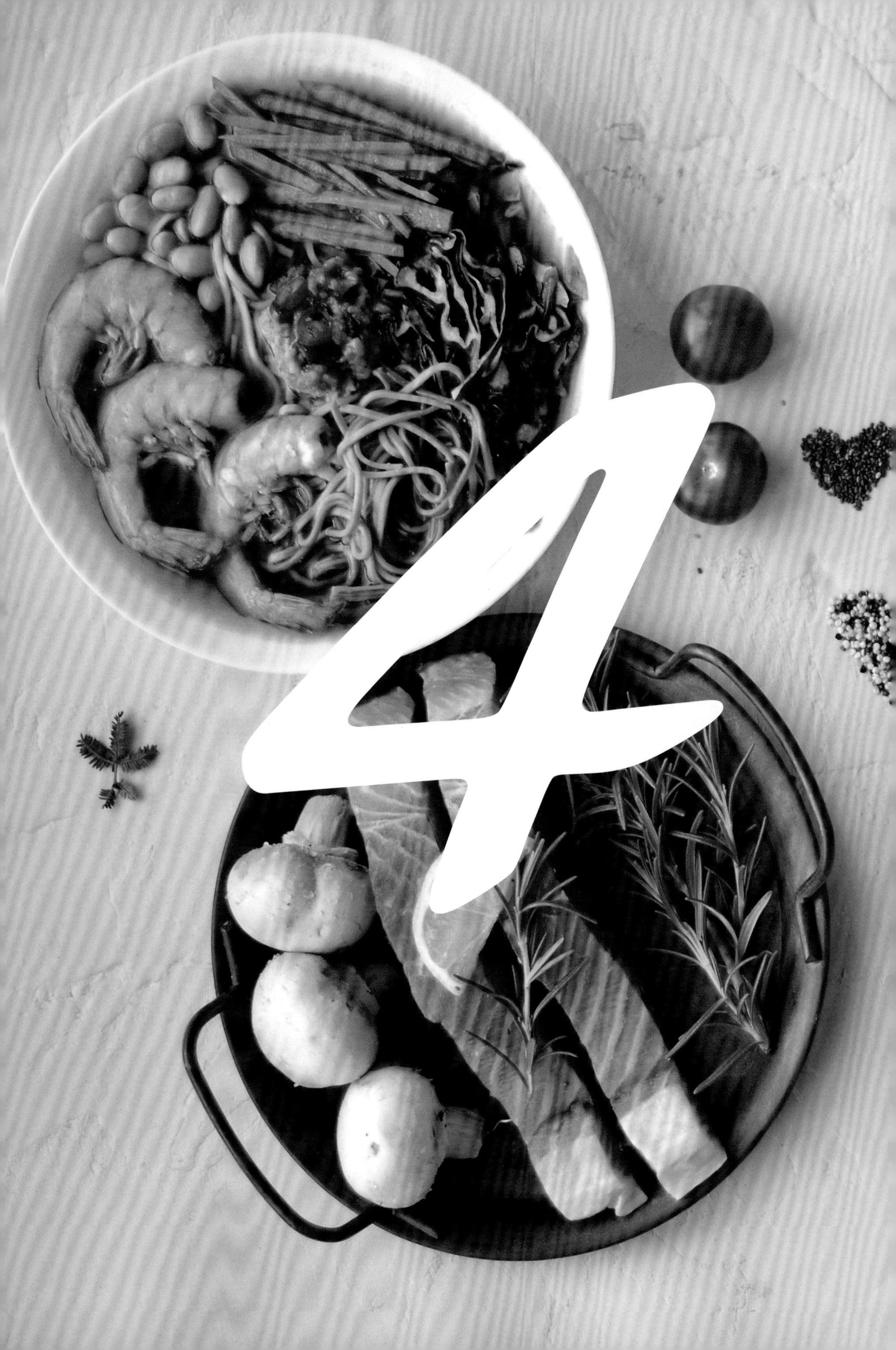
4

第四章

4周轻断食 每天600千卡

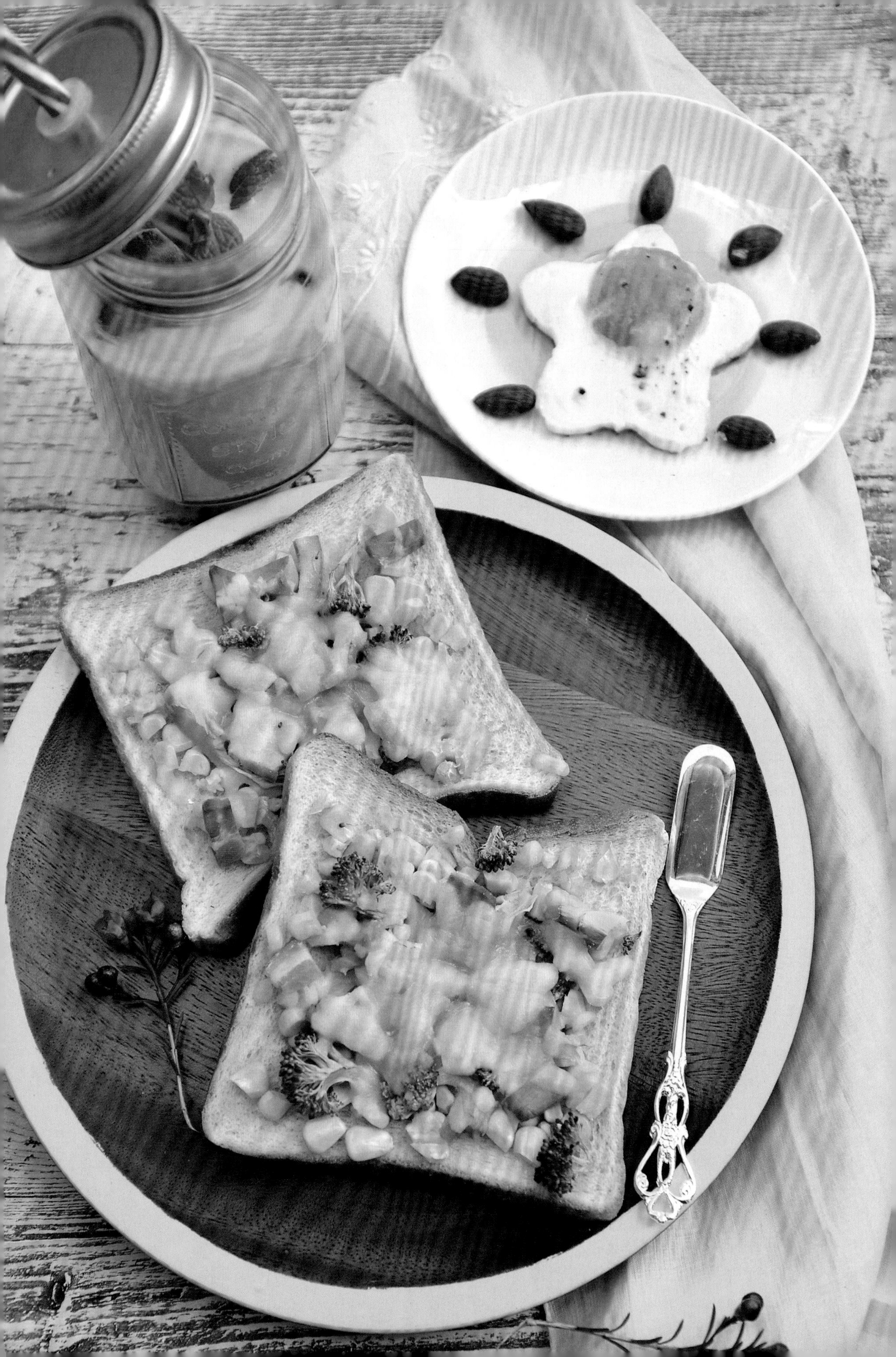

周二早餐：西蓝花玉米面包比萨 + 牛油果奶昔

食材
燕麦面包 2 片
玉米粒 20 克
西蓝花 20 克
培根 1 片
低脂奶酪 5 克
鸡蛋 1 个
大杏仁 6 粒
橄榄油适量

奶昔
牛油果 1/2 个
脱脂牛奶 200 毫升
植物蛋白粉 1 勺

做法
1. 西蓝花将梗切断，掰成小朵洗净。
2. 培根切小片，将玉米粒、西蓝花朵、培根片均匀摆放在面包片上。
3. 烤箱预热 180℃，在面包片的食物上放一层低脂奶酪，放入烤箱烘烤 10 分钟即可。
4. 平底锅喷入橄榄油，摆放一个不锈钢模具，将鸡蛋打入，用小火煎熟；取出装盘，周围摆上大杏仁。
5. 牛油果取出果核，将果肉放入搅拌杯中，倒入脱脂牛奶，加入植物蛋白粉搅打均匀。

营养贴士
轻断食日建议在早上 7:30~8:00 吃早餐，热量控制在 300 千卡左右，午餐禁食，晚餐的热量控制在 250~300 千卡。男生可以比女生多吃 100 千卡热量的食物。

避免轻断食期间出现挨饿而暴饮暴食的现象，一定要选择蛋白质含量高、膳食纤维丰富、升糖指数低的食物，不建议全面禁食碳水化合物，但应尽量避免吃高热量、高升糖指数的食物。这套早餐就包含了低升糖指数的无油燕麦面包、含有优质不饱和脂肪酸的牛油果，以及脱脂牛奶、低脂奶酪和植物蛋白粉。轻断食令人开心的地方就是在减重的同时，依然能享受美食。

总热量：320 千卡

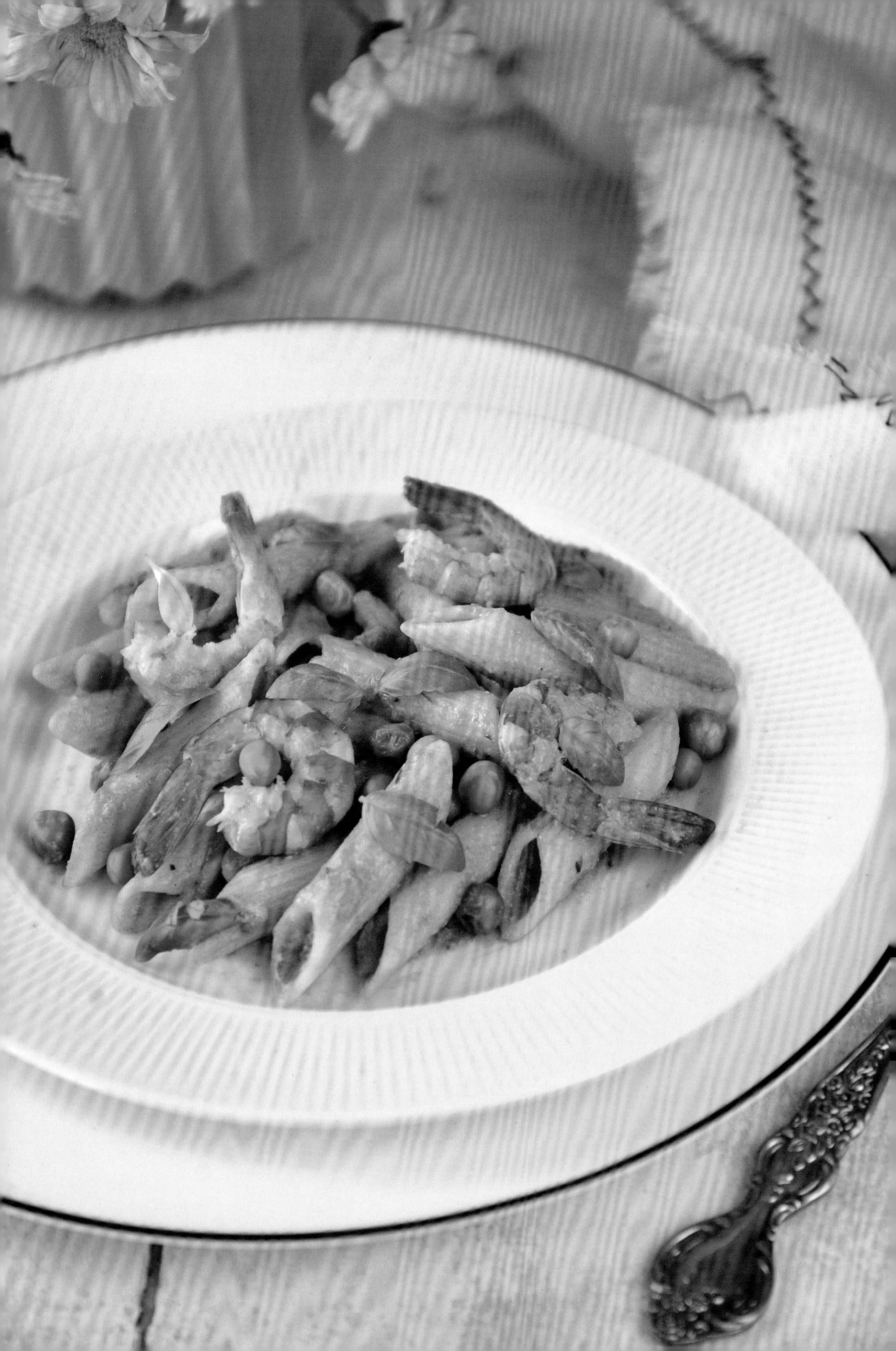

晚餐：虾仁番茄青豆通心粉

食材 虾仁 80 克
青豆 30 克
番茄 2 个
通心粉 40 克
蒜末 1 勺
新鲜罗勒叶适量

调料 牛奶 30 毫升
橄榄油 5 毫升
盐、黑胡椒粉各适量

做法

1. 虾仁洗净；番茄去皮，切成小块。
2. 汤锅中加水，撒入些盐可防止通心粉粘在一起，大火烧开后放入通心粉煮 8 分钟左右。
3. 平底不粘锅中放入 1 勺橄榄油，炒香蒜末，将虾仁两面煎熟，撒少许盐、黑胡椒粉调味，将虾仁盛在盘中备用。
4. 锅中余油炒番茄块，用小火边翻炒边用锅铲压碎，加入牛奶、青豆，撒盐，煮 5 分钟成浓郁的番茄酱汁。
5. 此时放入煮好的通心粉翻拌一下，让其裹满浓厚的番茄汁，再放入煎好的蒜蓉虾仁拌匀，出锅摆盘，撒一些新鲜罗勒叶即可。

营养贴士 通心粉是意大利面的一种，一般每100克意大利面含热量约330千卡，跟大米和挂面差不多。因为意大利面的制作原料是硬质小麦，含大量的碳水化合物，在人体内吸收慢且能让血糖稳定，能增加饱腹感，可有效控制食用量。建议忙碌的上班族用意大利面或螺旋面、贝壳面、通心粉代替一部分精白米或精白面作为主食。

通心粉也叫空心粉，烹调后更容易入味，搭配低脂的番茄酱汁能使一餐摄取到丰富的抗氧化物；青豆能提供植物蛋白；100 克虾仁含 48 千卡热量，且含丰富的钙和优质蛋白。将它们搭配起来作为轻断食的晚餐，既美味又无热量负担。

总热量：295 千卡

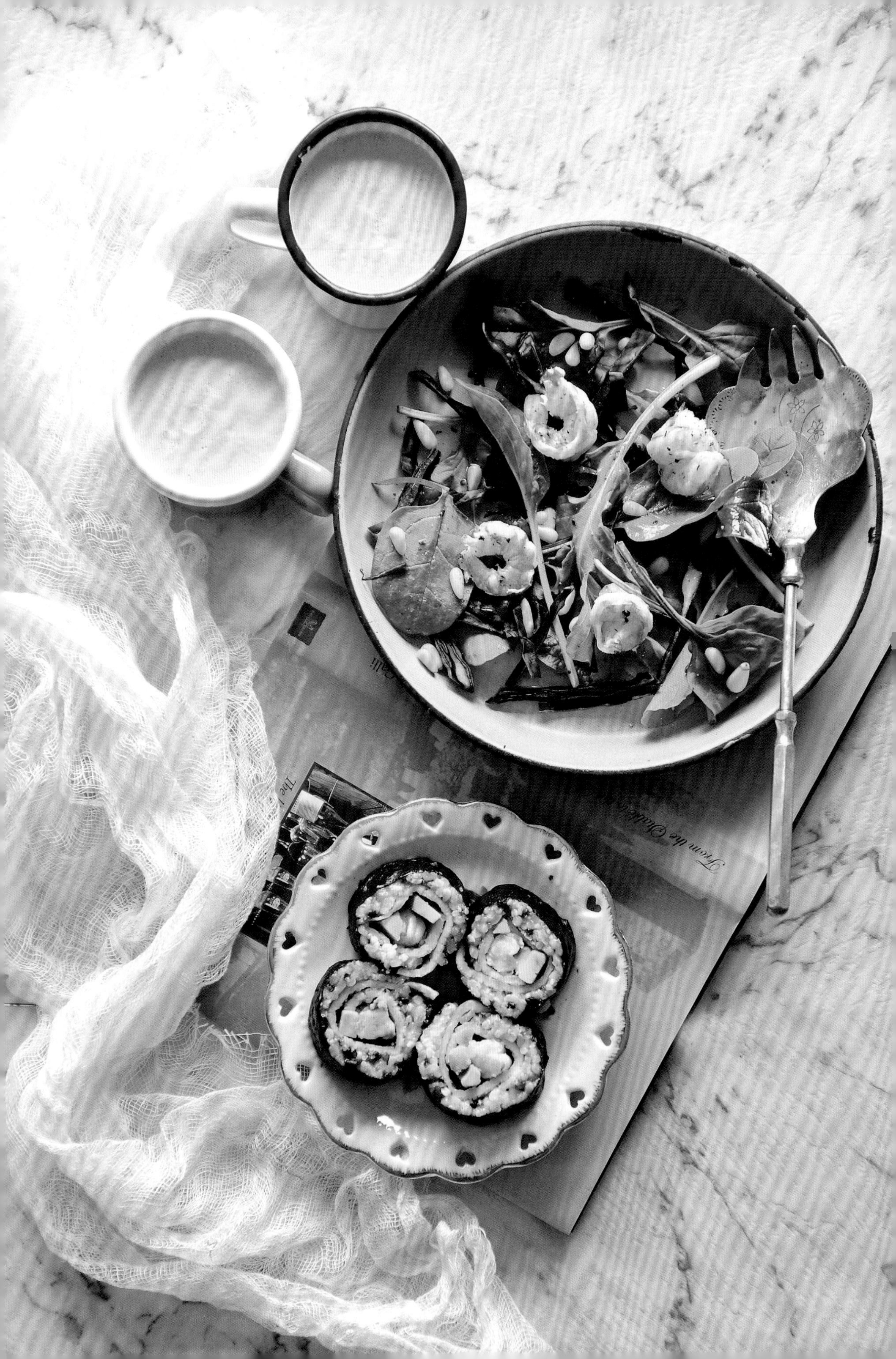

周四早餐：紫米藜麦虾仁牛油果卷 + 紫甘蓝虾仁沙拉 + 玉米杏仁汁

食材

寿司米 10 克
紫米 5 克
藜麦 10 克
鸡蛋 1 个
牛油果 1/2 个
虾仁 4 个
寿司紫菜 1 片
橄榄油适量
寿司醋适量

玉米杏仁汁

熟玉米粒 50 克
杏仁 5 克
牛奶 100 毫升

做法

1. 将寿司米、提前浸泡 2 小时的紫米、藜麦放入电饭煲，按杂粮键煮熟（配方中的分量是 1 人份，如果是家人一起吃，可以按倍数增加）。
2. 平底煎锅喷一点橄榄油，将鸡蛋打散，倒入鸡蛋液，用最小火煎成光滑且色泽均匀的蛋皮，将鸡蛋皮裁切成长方形。
3. 将煮好的紫米藜麦饭盛出，倒入寿司醋拌匀。
4. 取一片寿司紫菜，放入一大勺紫米藜麦饭，按压平整。
5. 接着放入切好的鸡蛋皮、牛油果片、烫熟的虾仁，用寿司帘往上卷起，再切成小段紫米卷。
6. 料理机中放入熟玉米粒和杏仁、牛奶，搅打成玉米杏仁汁即可。

营养贴士 紫米藜麦虾仁牛油果卷正是为轻断食准备的健康主食，里面加入了虾仁、鸡蛋皮和牛油果，能保证一天的营养供给。玉米含有丰富的钙、磷、硒、卵磷脂、维生素 E 等，粗纤维也非常丰富，多吃玉米可以预防眼睛老化。

总热量：327 千卡

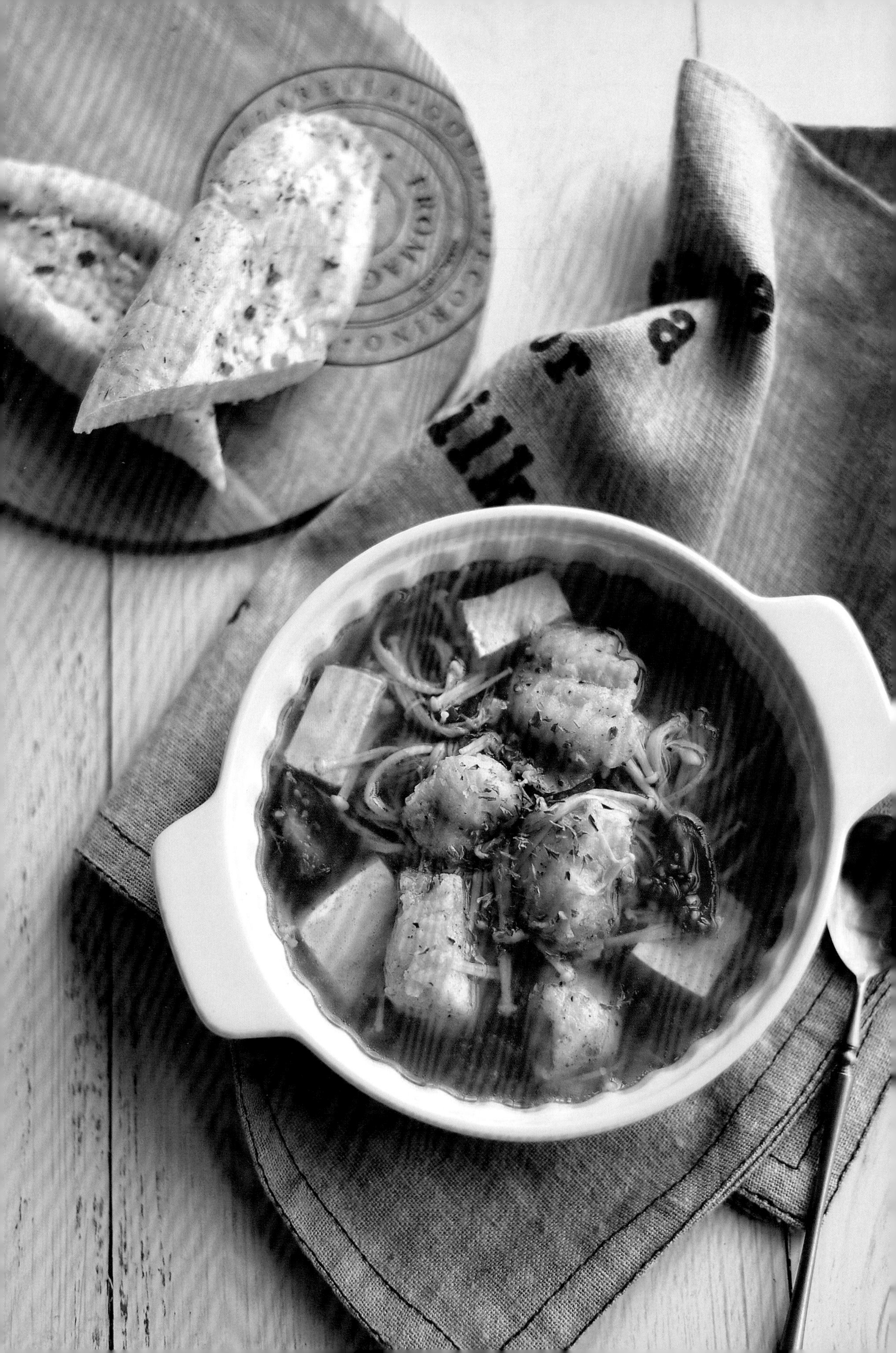

晚餐：金针菇番茄豆腐烩鱼片

食材 番茄 2 个
金针菇 50 克
蒜 2 瓣
姜 1 片
豆腐 100 克
樱桃番茄 8 颗
龙利鱼柳 150 克

调料 淀粉 5 克
油 5 毫升
黑胡椒粉、海盐各适量

做法

1. 番茄顶部划十字刀，用沸水烫 1 分钟，撕掉外皮，切块备用。
2. 龙利鱼柳斜切成薄厚均匀的鱼片，撒淀粉、黑胡椒粉、海盐抓匀，腌制 5 分钟。
3. 将姜、蒜切成姜丝、蒜片；樱桃番茄切半；豆腐切块；金针菇切掉根部，洗净备用。
4. 在小汤锅中倒入油，爆香姜丝、蒜片，倒入番茄块大火翻炒，直到变成番茄糊的状态。
5. 接着倒入 250 毫升水煮开，放金针菇、豆腐块，再倒入腌制好的鱼片。
6. 鱼片很容易熟，大火煮开 3 分钟就可以关火。最后放入切好的樱桃番茄，撒海盐调味。晚餐可搭配蒜香面包或其他淀粉类主食。

营养贴士 龙利鱼柳是低脂肪、高蛋白质食物，适合轻断食期间作为优质蛋白质的来源。加入的金针菇是高钾低钠食物，菌柄中含有丰富的粗纤维，可以吸附人体内的胆酸；金针菇中所含的丰富多糖还可降低血液中的胆固醇含量，适合血脂偏高、肥胖人群食用。嫩滑的鱼片和浓郁的番茄酸汤令人食欲大开，只要控制好食用油的量，就算放开吃也不用担心发胖，特别推荐给忙碌的上班族作为减脂晚餐。

总热量：305 千卡

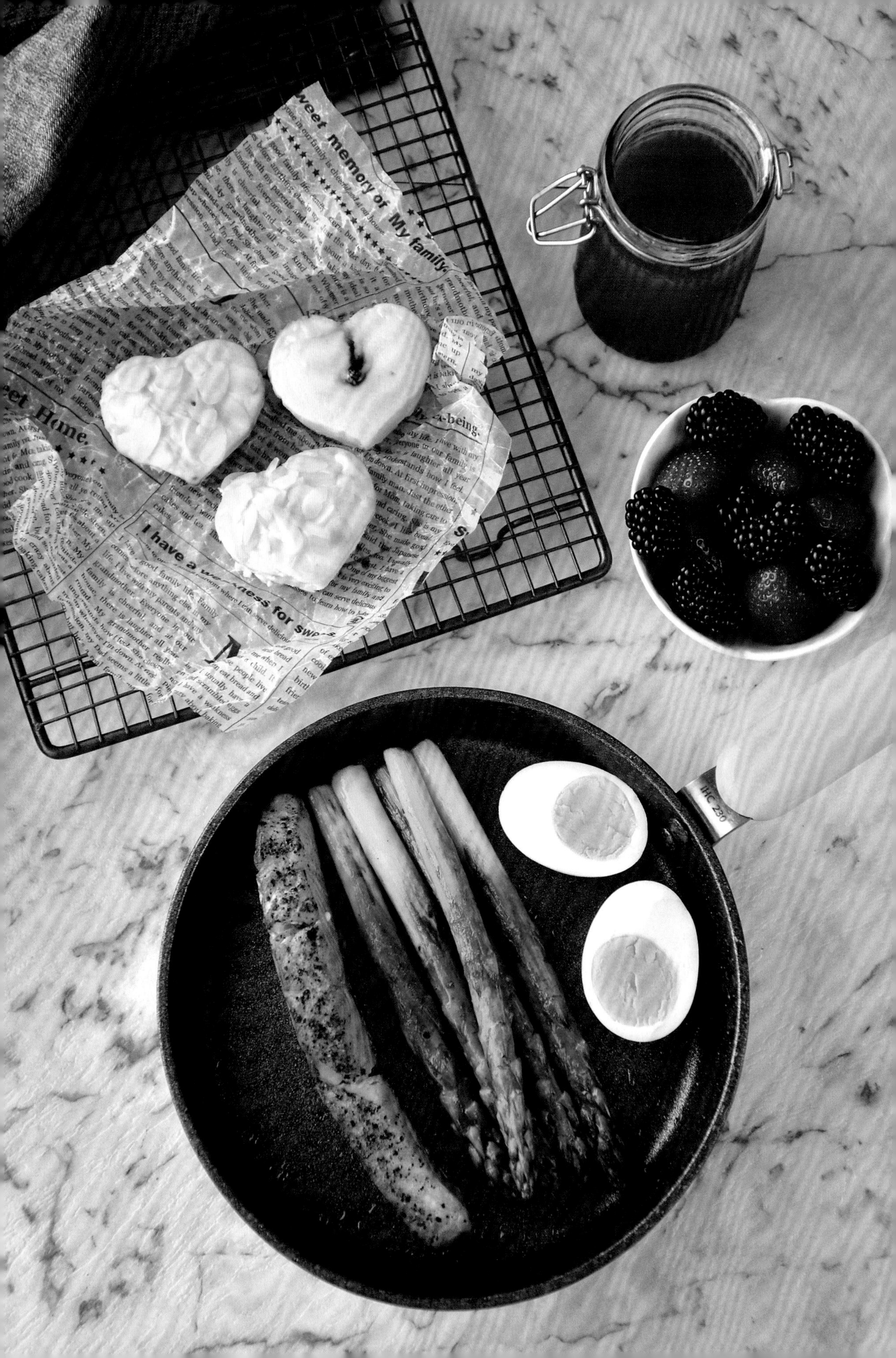
memory of My family

周二早餐：香煎三文鱼芦笋＋无糖酸奶蒸糕

食材

芦笋 100 克
三文鱼 80 克
鸡蛋 1 个
橄榄油 5 毫升
海盐、黑胡椒粉各适量
莓果 50 克

酸奶蒸糕

（可做 4 个）
无糖酸奶 100 克
鸡蛋 1 个
低筋面粉 15 克
玉米淀粉 5 克
杏仁片 5 克
油适量

做法

1. 芦笋根部削皮，洗净备用；三文鱼两面撒一些海盐、黑胡椒粉抹匀，腌制备用。
2. 不粘锅放入橄榄油，将三文鱼两面各煎 2 分钟，再放入芦笋煎 2 分钟关火；将其中 1 个鸡蛋煮熟，剥皮后切开。
3. 再将另一个鸡蛋的蛋白、蛋黄分离，只留蛋白放入碗中，加入无糖酸奶，筛入低筋面粉和玉米淀粉，搅拌至顺滑无颗粒状态。
4. 取爱心形状模具，里面刷薄油，将酸奶糊倒入模具中，盖上耐高温保鲜膜，在四周用牙签扎小孔。
5. 冷水上锅，水开后用中火蒸 20 分钟，晾凉脱模，在顶部撒一些杏仁片装饰。
6. 轻断食早餐可用三文鱼芦笋搭配 1 个无糖酸奶蒸糕、1 个煮蛋和适量莓果食用。

营养贴士

轻断食应尽可能选择低脂肪、低热量、高膳食纤维和高蛋白质的食物进行组合，这样的好处是能快速达到瘦身效果，因为高蛋白饮食能带动酮体的生成，具有天然止饥饿的能力，可延长饱腹感，同时可对抗浮肿型肥胖。一份控制好食用油量的香煎三文鱼芦笋的热量是 250 千卡，一个无糖酸奶蒸糕的热量是 59 千卡，刚好满足轻断食早餐的热量需求。

100 克三文鱼含 17.5 克蛋白质，1 个鸡蛋含 7~8 克蛋白质，100 克无糖酸奶含 3.2 克蛋白质，早餐摄取 28 克左右的优质蛋白质基本可满足轻体力劳动人群一天中一半的蛋白质需求。

总热量：309 千卡

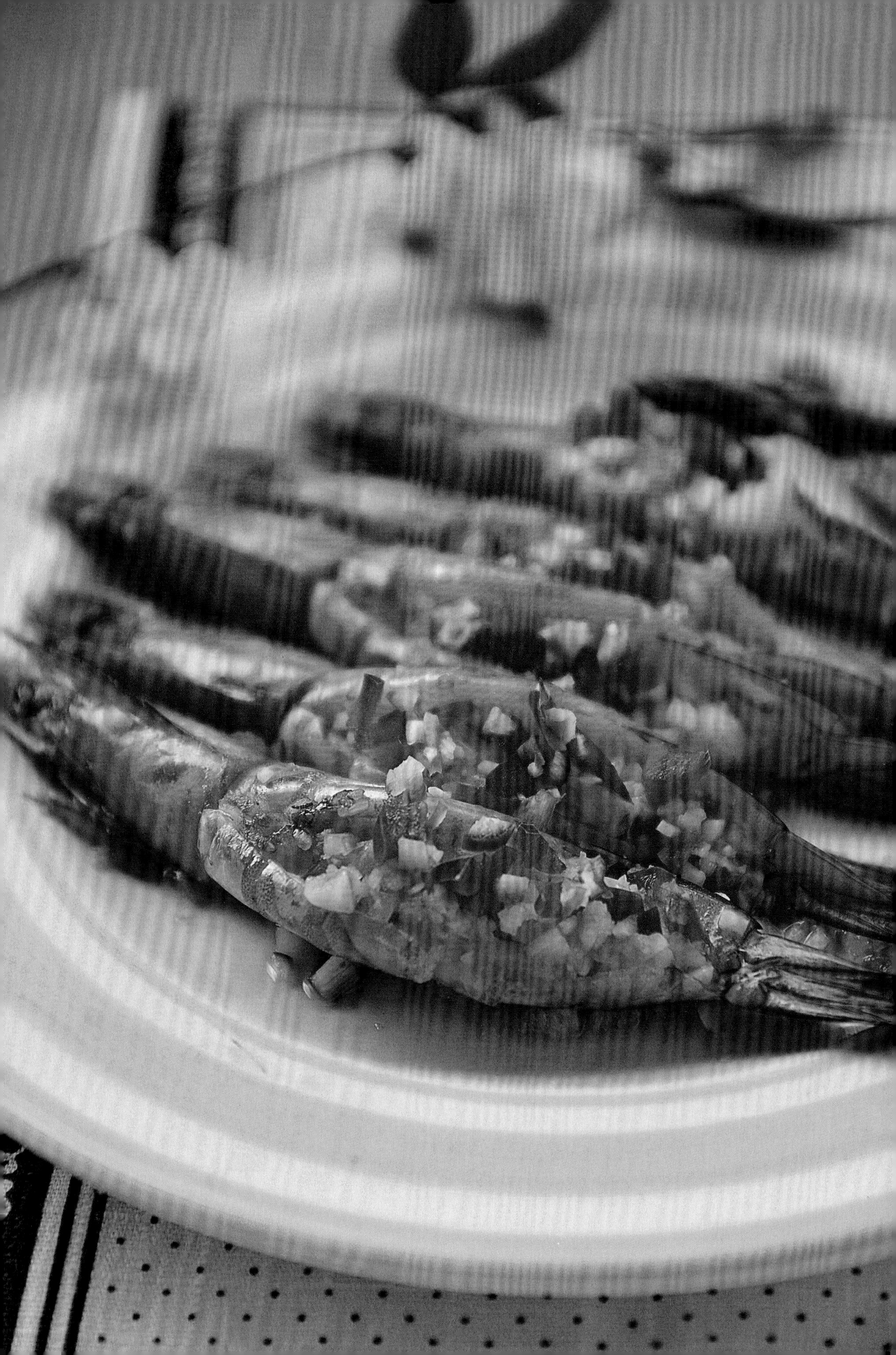

晚餐：蒜蓉芦笋开边虾＋南瓜藜麦饭

食材
海虾 150 克
芦笋 5 根
红彩椒 1/2 个
蒜 3 瓣
姜末适量
藜麦 30 克
南瓜 30 克

调料
生抽 1 勺
橄榄油适量
黄酒 1 勺
海盐、黑胡椒粉各适量

做法

1. 将海虾剪去须脚，剥掉中间部分的虾壳，将虾背划开，取出虾线后清洗干净备用。
2. 虾身上均匀撒上海盐，淋入黄酒去腥，撒黑胡椒粉，腌制 10 分钟。
3. 蒜切末，红彩椒切成细小的丁，芦笋烫 15 秒备用。
4. 在姜末、蒜末中调入生抽拌匀，均匀淋在虾身上，再铺上一层红彩椒丁。
5. 在海虾上喷一层橄榄油。烤箱预热 180℃。
6. 将腌制好的海虾放入烤箱，根据虾的大小，烤 8~10 分钟即可。
7. 藜麦浸泡 15 分钟后冲洗干净，放入盘中；南瓜切丁，跟藜麦一起大火蒸 15 分钟食用。

营养贴士 100 克海虾可食用部分的热量才 79 千卡，含脂肪 0.6 克，而蛋白质的含量高达 16.8 克。藜麦也是含蛋白质较高的谷物，100 克藜麦含 14 克左右蛋白质，比大米高出近 1 倍；含膳食纤维 7 克，钾、磷、镁的含量也较其他谷物更高，同时含有维生素 E 及 B 族维生素等抗氧化物，推荐减肥健身期间的人们食用。

总热量：298 千卡

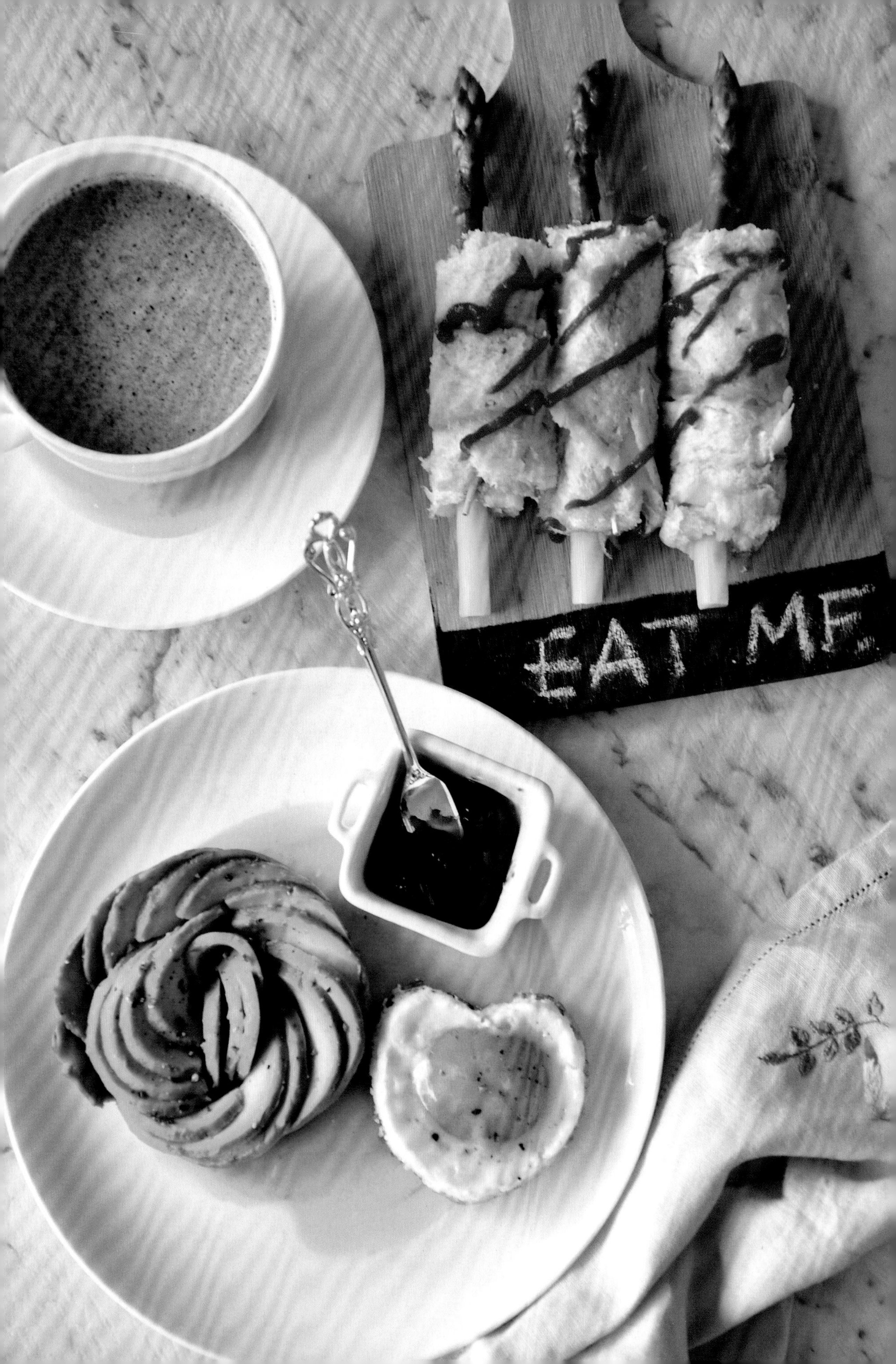
EAT ME

周四早餐：吐司芦笋卷 + 无糖黑芝麻豆浆 + 鸡蛋牛油果

食材
火腿吐司 1 片
芦笋 2 根
鸡蛋 1 个
牛油果 1/2 个
自制番茄酱适量
橄榄油适量

豆浆
黄豆 50 克
黑豆 30 克
黑芝麻 15 克

做法
1. 将火腿吐司切掉四边，再从中间切开，分成均匀的两片。
2. 芦笋烫熟，用吐司卷起芦笋，表面可以淋一些自制番茄酱。
3. 平底锅加热，鸡蛋打入爱心模具中，喷一些橄榄油，将鸡蛋煎熟。
4. 牛油果切薄片，再慢慢卷起成花朵形状。
5. 黄豆和黑豆最好提前一晚泡发，冲洗干净后放入豆浆机，倒入黑芝麻，加水至豆浆机的最低水位线，按豆浆键即可。每次可食用 200 毫升，剩余的豆浆可放入冰箱保存，作为餐前无糖饮料，注意当天必须全部饮用完。

营养贴士 无糖黑芝麻豆浆富含植物蛋白质、大豆卵磷脂、花青素、维生素 B_1、维生素 B_2、烟酸和铁、钙等物质，尤其铁的含量是牛奶的 25 倍。长期喝鲜豆浆可以调节女性激素，对卵巢有保护作用，还具有延缓衰老的功效。豆浆中所含的脂肪主要是不饱和脂肪酸，如亚油酸、亚麻酸等，不仅能降低胆固醇，还可以促进脂肪的分解。

如果在餐前饮用 1 杯无糖豆浆，再搭配高纤食材，既能增强饱腹感，防止暴饮暴食，又可以达到健康减肥的效果，一举多得。

总热量：288 千卡

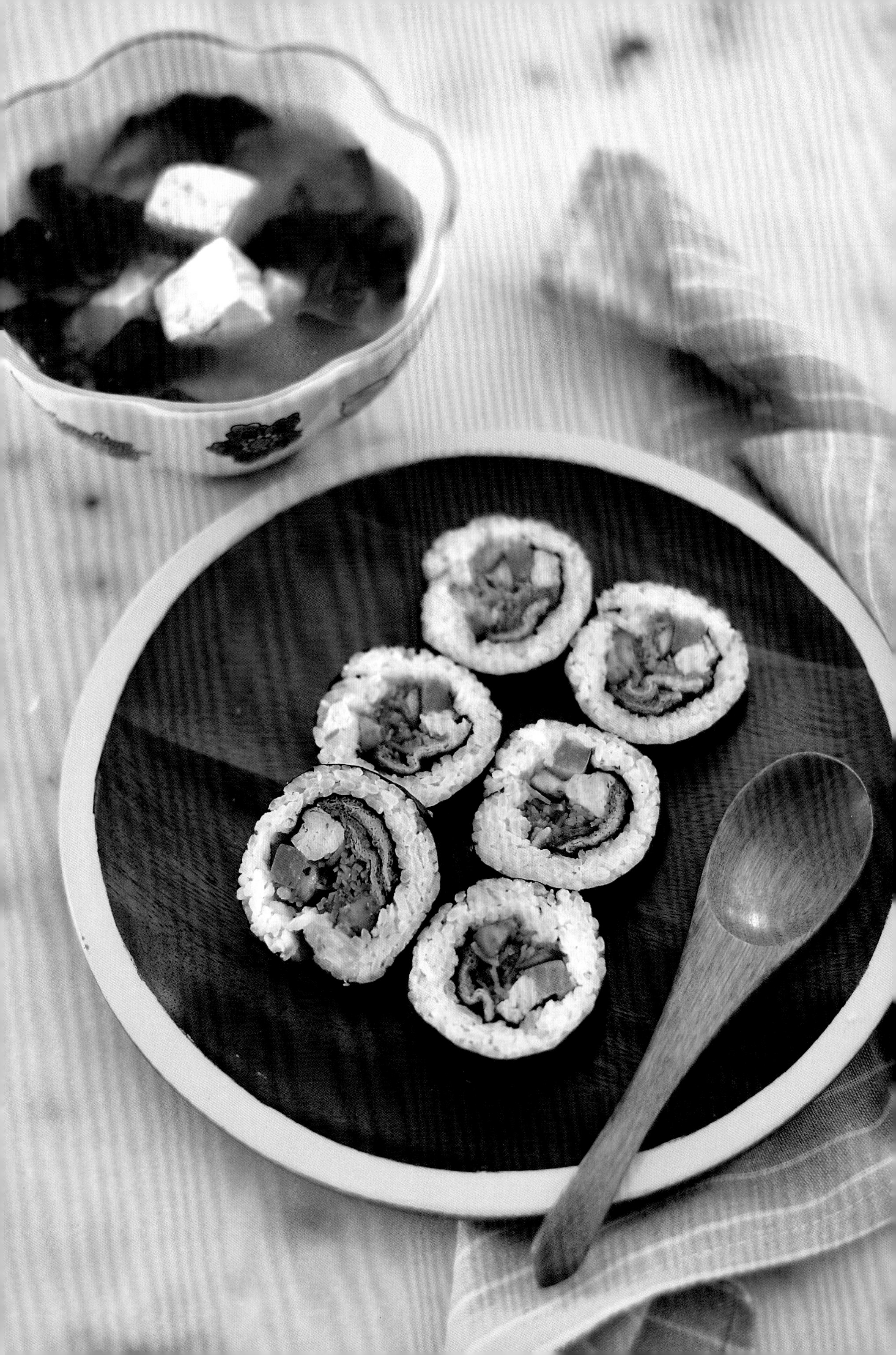

晚餐：黄瓜鸡肉寿司卷＋海带豆腐味噌汤

食材 寿司米 50 克
黄瓜 1/2 根
鸡胸肉 30 克
油豆腐 1 块
胡萝卜丝 10 克
黄萝卜 1 根
寿司紫菜 2 片
寿司醋 10 毫升

味噌汤 低盐味噌酱 1 勺
老豆腐 80 克
干海带 5 克
小葱 1 根

做法

1. 先将寿司米煮熟，稍凉一会，再倒入寿司醋翻拌均匀。
2. 鸡胸肉煮熟，切成细长的条状；黄瓜切成小条；黄萝卜切细丝；油豆腐切小片。
3. 先将一片紫菜铺在寿司帘上，在中间铺黄瓜条，放入鸡胸肉条、胡萝卜丝、黄萝卜丝、油豆腐片，卷紧成圆柱状，放置在一旁备用。
4. 接着再把米饭平铺在另一片紫菜上，中间放上做好的黄瓜鸡肉紫菜卷。
5. 握紧寿司帘一侧，慢慢从中间卷起，卷成筒状后稍压一会儿定形。
6. 用刀切成大小均匀的寿司即可。
7. 制作味噌汤：干海带加开水泡开，老豆腐切小块，小葱切成葱花；汤锅中加 1 碗水，加入豆腐块，大火煮开后加入泡好的海带，煮 2 分钟后加低盐味噌酱，边煮边搅拌均匀，倒入碗中，撒上葱花即可。

营养贴士 味噌酱中含有丰富的蛋白质、氨基酸和食物纤维，可帮助降低血液中的胆固醇，减少脂肪的堆积。海带中含有丰富的钾，能有效平衡人体内的钠，帮助身体排出多余水分，促进水分代谢，消除水肿，非常适合“三高”人群食用。老豆腐中含有丰富的钙，可预防骨质疏松。这道成本低而营养价值不低的汤非常推荐给大家食用。

总热量：279 千卡

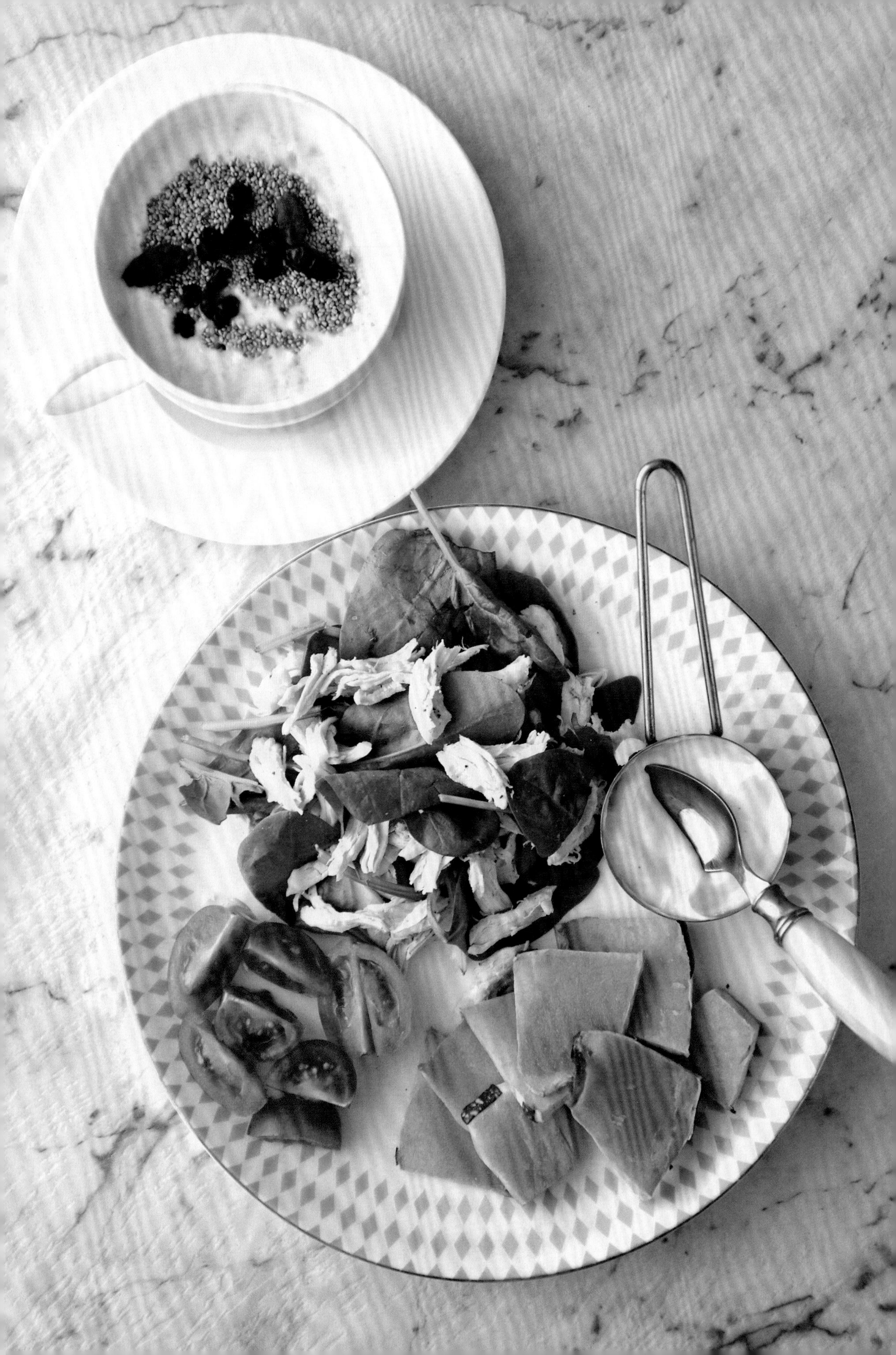

周二早餐：蒸南瓜 + 鸡胸肉小菠菜沙拉 + 奇亚籽麦片粥

食材
鸡胸肉 50 克
菠菜叶 30 克
南瓜 50 克
樱桃番茄 5 颗
燕麦片 20 克
奇亚籽 1 勺
脱脂牛奶 150 毫升
混合果干 1 勺

调料
橄榄油 5 毫升
果醋（或意大利黑醋）5 毫升
海盐适量

做法

1. 鸡胸肉用刀背轻轻拍打，使肉质更松软，放入微微沸腾的水中，小火煮 12 分钟，捞出后撕成小条，跟菠菜叶拌匀。
2. 将橄榄油、果醋、海盐调匀，淋在鸡胸沙拉上。
3. 南瓜切片蒸熟，连皮一起食用；樱桃番茄切成 4 瓣，直接食用。
4. 燕麦片和奇亚籽放入小碗，倒入脱脂牛奶，放入微波炉用中火加热 5 分钟，加入混合果干食用。

营养贴士 因为轻断食日一天只有两餐，因此在吸收力最佳的清晨，宜食用品类更丰富的健康食材，遵循低脂肪、高蛋白质、高纤维几个原则，就能搭配出满分的轻断食早餐。如含优质蛋白质的鸡胸肉、含高纤维的无糖燕麦片和南瓜、健康脂肪来源的橄榄油和奇亚籽、富含铁和叶酸的菠菜叶、富含钙和蛋白质的牛奶或酸奶、含抗氧化物的莓果干都是不错的选择，也可以将这些基础食材做出更多创意食谱。

总热量：307 千卡

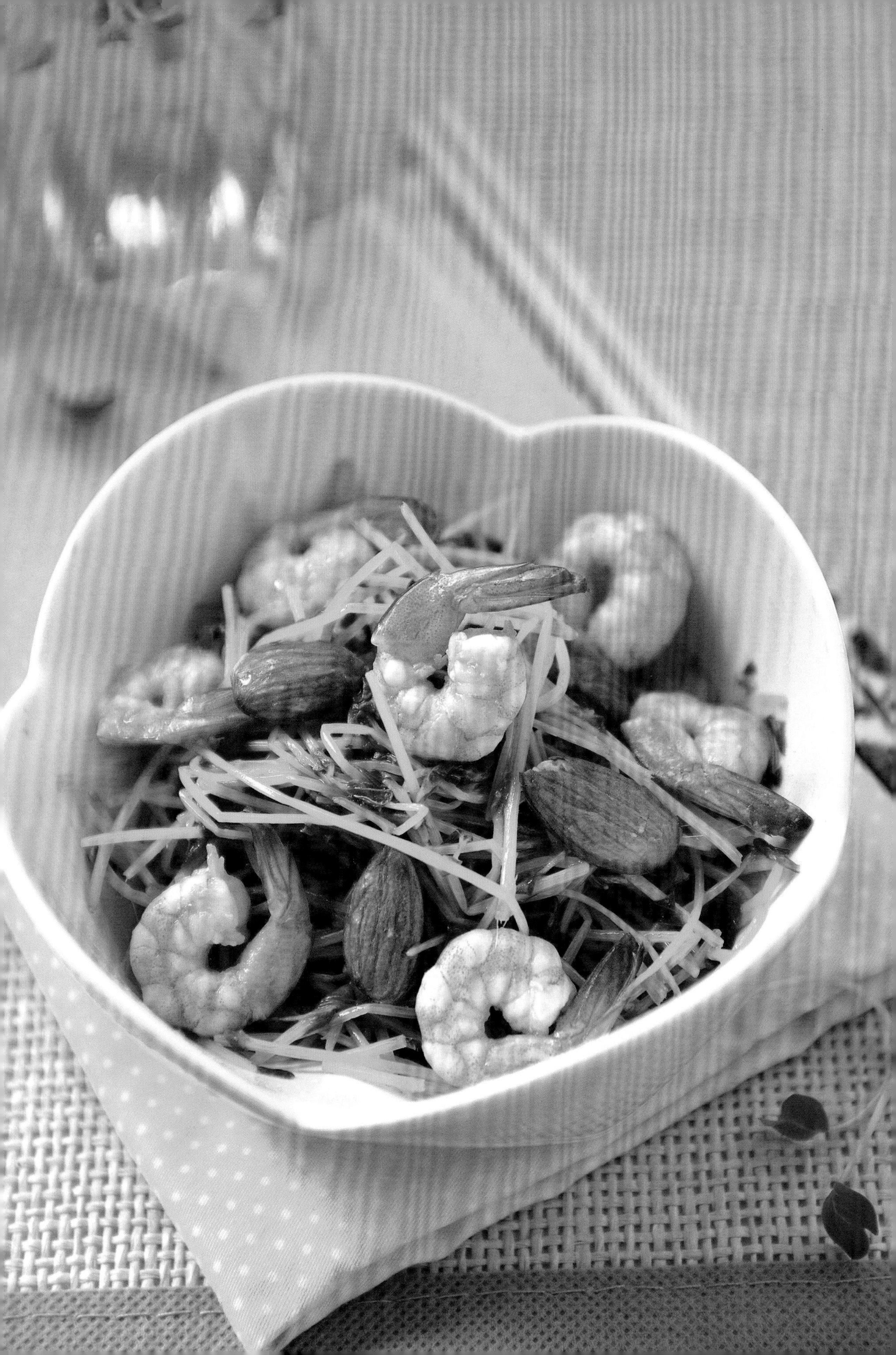

晚餐：虾仁坚果豌豆苗 + 蒸玉米

食材

虾仁 80 克
蛋清 1 勺
豌豆苗 200 克
巴旦木 6 粒
蒜末 1 勺
玉米 100 克
料酒 1 勺
盐适量
橄榄油 5 毫升

做法

1. 挑选新鲜豌豆苗的嫩尖儿，在水中浸泡后冲洗干净。
2. 虾仁加盐、蛋清、料酒抓匀，腌制 10 分钟。加蛋清主要是为了增加虾仁的脆度。
3. 不粘锅加热后倒入油，大火快速翻炒虾仁，盛入盘中备用。
4. 锅中余油放入蒜末煸香，加入烫了 15 秒的豌豆苗翻炒，同时放入巴旦木。
5. 加适量盐翻炒均匀，再倒入炒好的虾仁翻拌一下即可。
6. 玉米可选蒸熟或煮熟食用，当成晚餐主食。

营养贴士

豌豆苗口感清香柔嫩，是高营养价值的保健蔬菜。每 100 克豌豆苗含 34 千卡热量、4 克蛋白质，且钙、胡萝卜素、叶黄素和维生素 C 的含量都很丰富，经常食用有降血糖、保护视力、杀菌消炎的作用。对瘦身人群来说，每 100 克豌豆苗含 1.9 克膳食纤维，可增强饱腹感，有助于肠道蠕动，可预防轻断食期间的便秘。

嫩玉米比糯玉米的热量更低，是很好的主食替代品，含有丰富的钙、维生素 E 等营养成分。玉米中的异麦芽低聚糖可以促进肠道中益生菌的繁殖。另外，煮熟或蒸熟的玉米更易被身体吸收，吃玉米时最好将胚芽一起吃掉，能摄取到更多的营养素。

总热量：294 千卡

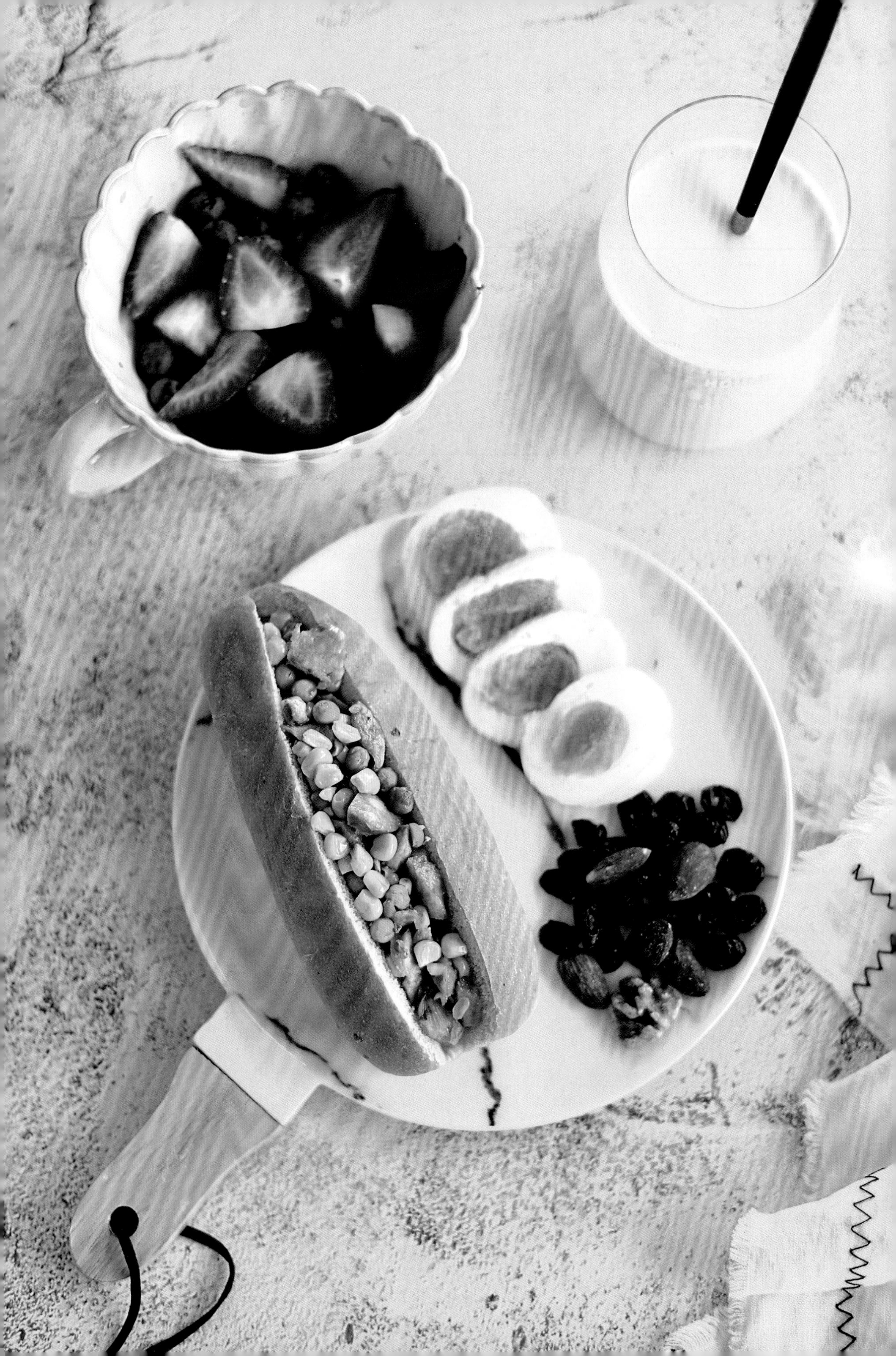

周四早餐：青豆玉米鸡肉肠面包 + 溏心鸡蛋

食材

玉米粒 20 克
青豆 20 克
面包 30 克
鸡肉肠 15 克
鸡蛋 1 个
无糖燕麦牛奶 150 毫升
蔓越莓干 5 克
巴旦木 4 粒
草莓、蓝莓共 50 克
橄榄油适量

做法

1. 将鸡肉肠切成小粒，玉米粒和青豆洗净备用。
2. 平底锅喷一点橄榄油，放入鸡肉肠粒、玉米粒、青豆，用中火炒熟。
3. 面包切开，将青豆玉米粒放在中间作为夹馅。
4. 鸡蛋放入冷水锅中煮，水开后煮 4 分钟就是溏心蛋的状态，剥去壳后切成片。
5. 果干和坚果装盘，搭配无糖燕麦牛奶食用。
6. 早上 10 点左右可以食用 50 克低糖的莓果，如蓝莓或草莓等。

营养贴士

轻断食期间，尽可能选择低升糖指数的碳水化合物食用，如豆类、粗粮和蔬菜，它们对健康很重要，有助于减脂和降低胆固醇。而高升糖指数的食物如白面包、白吐司、糕点、白米饭、面条和白粥、软饮料等，不仅会增加减肥的困难，还会增加患 2 型糖尿病等慢性疾病的风险。如果有特别嗜好碳水化合物的减脂者，难以抵挡白面包或大量面食的诱惑，可以参考食谱中将低脂鸡胸肉、高纤维的玉米和青豆等跟面包搭配食用，而不是抹上高糖的果酱增加双倍热量。

总热量：280 千卡

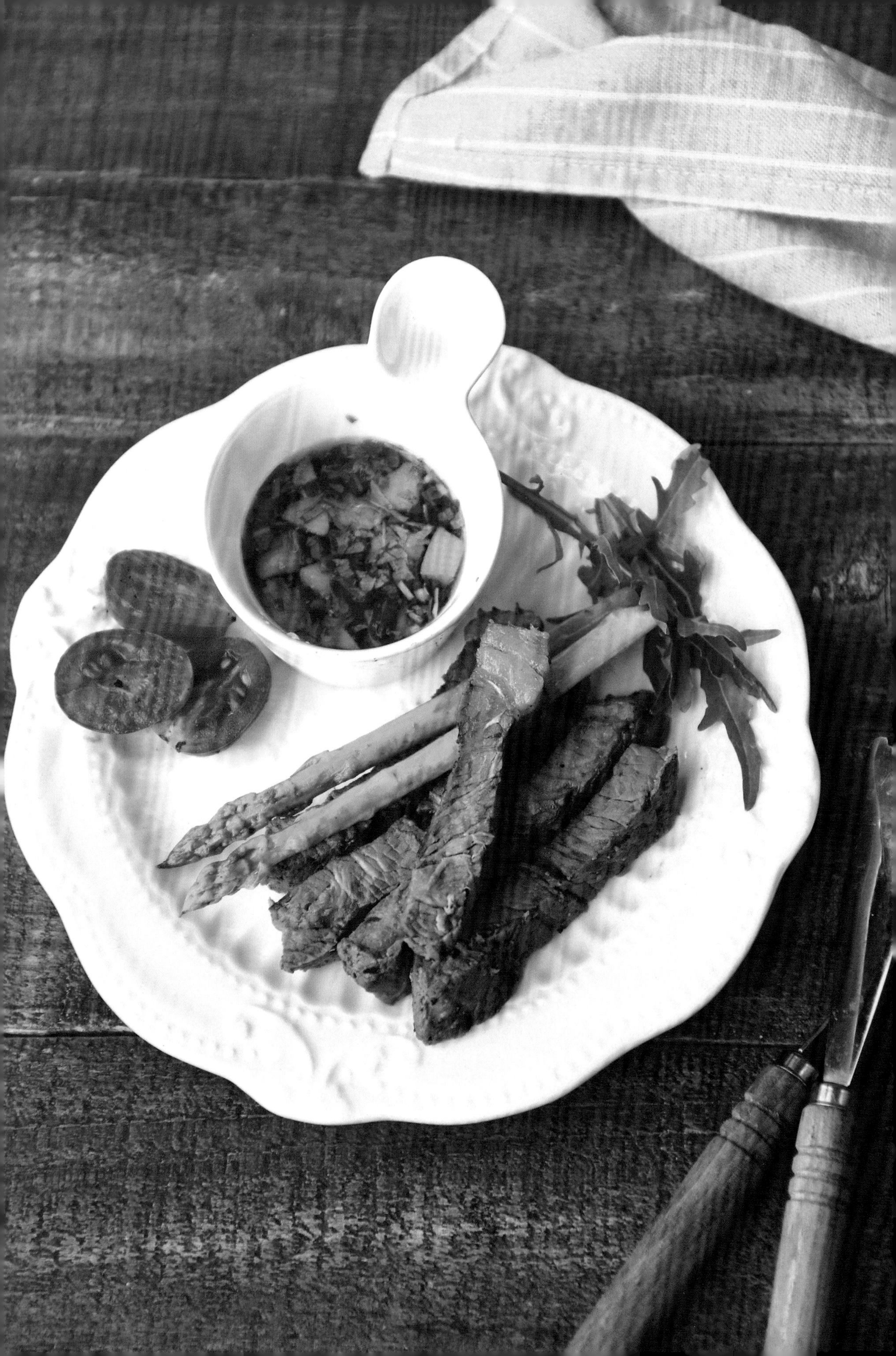

晚餐：芦笋牛排配芒果莎莎酱

食材 菲力牛排 120 克
芦笋 100 克
樱桃番茄 10 颗
芒果丁 20 克
香菜 10 克
小米辣 1 个
橄榄油 5 毫升
白醋（或柠檬汁）1 勺
百里香叶、海盐、
黑胡椒粉各适量

做法
1. 菲力牛排洗净，用厨房纸巾吸干表面水分，两面均匀撒上海盐、黑胡椒粉，放入百里香叶，腌制 10 分钟。
2. 制作芒果莎莎酱：将小米辣、香菜切碎，倒入装芒果丁的碗里，淋入白醋（或柠檬汁），加点儿黑胡椒粉，拌匀即可。
3. 煎锅中放入橄榄油，大火将牛排两面各煎 2~3 分钟；余油将芦笋煎 1 分钟，撒一些海盐调味。
4. 牛排切小条，搭配芒果莎莎酱、芦笋和樱桃番茄食用。

营养贴士 从营养学角度分析，摄入足够的蛋白质能提高人体的新陈代谢率，帮助身体消耗 150~200 千卡的热量。菲力牛排是牛肉中脂肪含量最少、蛋白质含量极高的部位，是瘦身减脂期间的首选红肉类。晚餐摄取这样一份精纯蛋白质 + 高纤维的组合，能帮助身体燃烧脂肪，塑造更紧实的肌肉线条。

煎牛排小贴士

煎牛排时最需要注意的就是掌握好温度，一个优质的平底煎锅也必不可少。

将煎锅加热，放入牛排，用大火煎第一面，这样牛排有一个焦化层，是最佳的风味来源；煎好后翻面，此时可将火调小，继续煎 2 分钟。可根据牛排颜色和油温来决定你要的牛排成熟度。

三分熟牛排：130~135℃，内部为桃红色且带有血色。

五分熟牛排：140~145℃，牛排内部中心为粉红色，边缘夹杂着浅棕褐色，整个牛排都很烫。

七分熟牛排：150~155℃，牛排内部为棕色夹杂着粉红色。

全熟牛排：160℃，牛排内部为褐色。

总热量：221 千卡

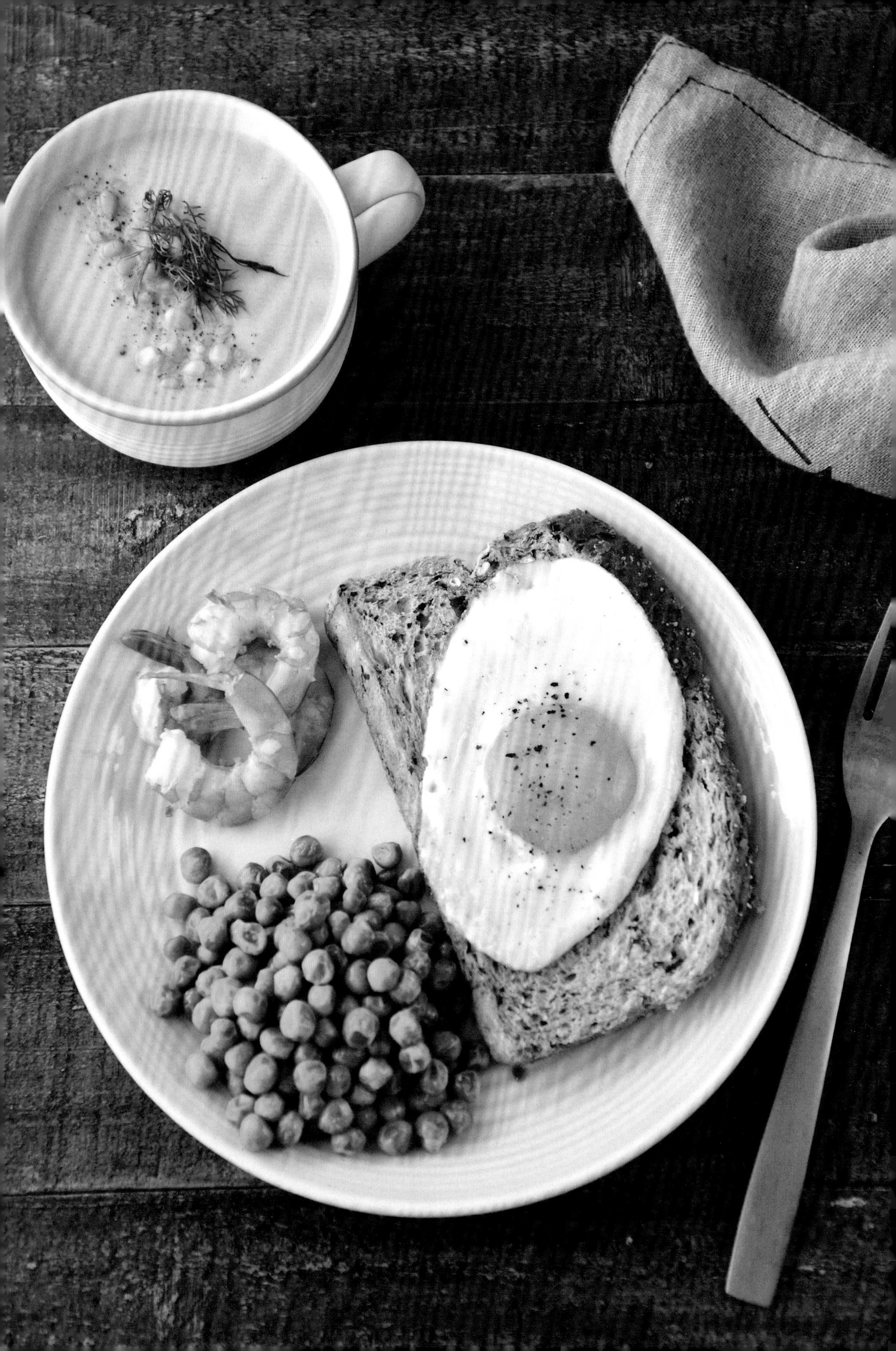

周二早餐：全麦面包青豆虾仁太阳蛋＋松子南瓜汤

食材

全麦面包 1 片
青豆 20 克
鸡蛋 1 个
虾仁 30 克
南瓜 40 克
牛奶 120 毫升
松子 1 小勺
橄榄油适量
海盐、黑胡椒粉各适量

做法

1. 准备一片无蔗糖、无油且全麦面粉含量达到 60% 以上的全麦面包。
2. 平底锅喷入一点橄榄油，将鸡蛋煎至八分熟，撒一些黑胡椒粉，盛出放置在全麦面包上。
3. 将虾仁和青豆放入平底锅中用小火翻炒，加一些海盐调味，接着加入一点清水，让锅边蔓延的蒸汽将食材烹熟。这样可以更好地控制油脂摄入，食物也更软嫩，口感不会偏干硬。
4. 南瓜蒸熟后放入便携式果汁杯，倒入牛奶，搅打成一人份的南瓜牛奶汤。
5. 将食物装盘，南瓜牛奶汤上撒入松子即可食用。

营养贴士

因为轻断食日一天只有早晚两顿饭，容易出现便秘的情况，因此应尽可能在早餐中多食用粗纤维的食材，增加胃肠的蠕动。同时，要保持正常的喝水量，不能因为断食而减少水量的摄入，每天至少达到 1800 毫升。

全麦面粉含量超过 60% 以上的面包才是真正的全麦面包，再增加一份膳食纤维含量丰富的南瓜浓汤或绿色蔬果汤，可保持大便通畅，坚持 2 周就会发现体重有明显下降的效果。

总热量：260 千卡

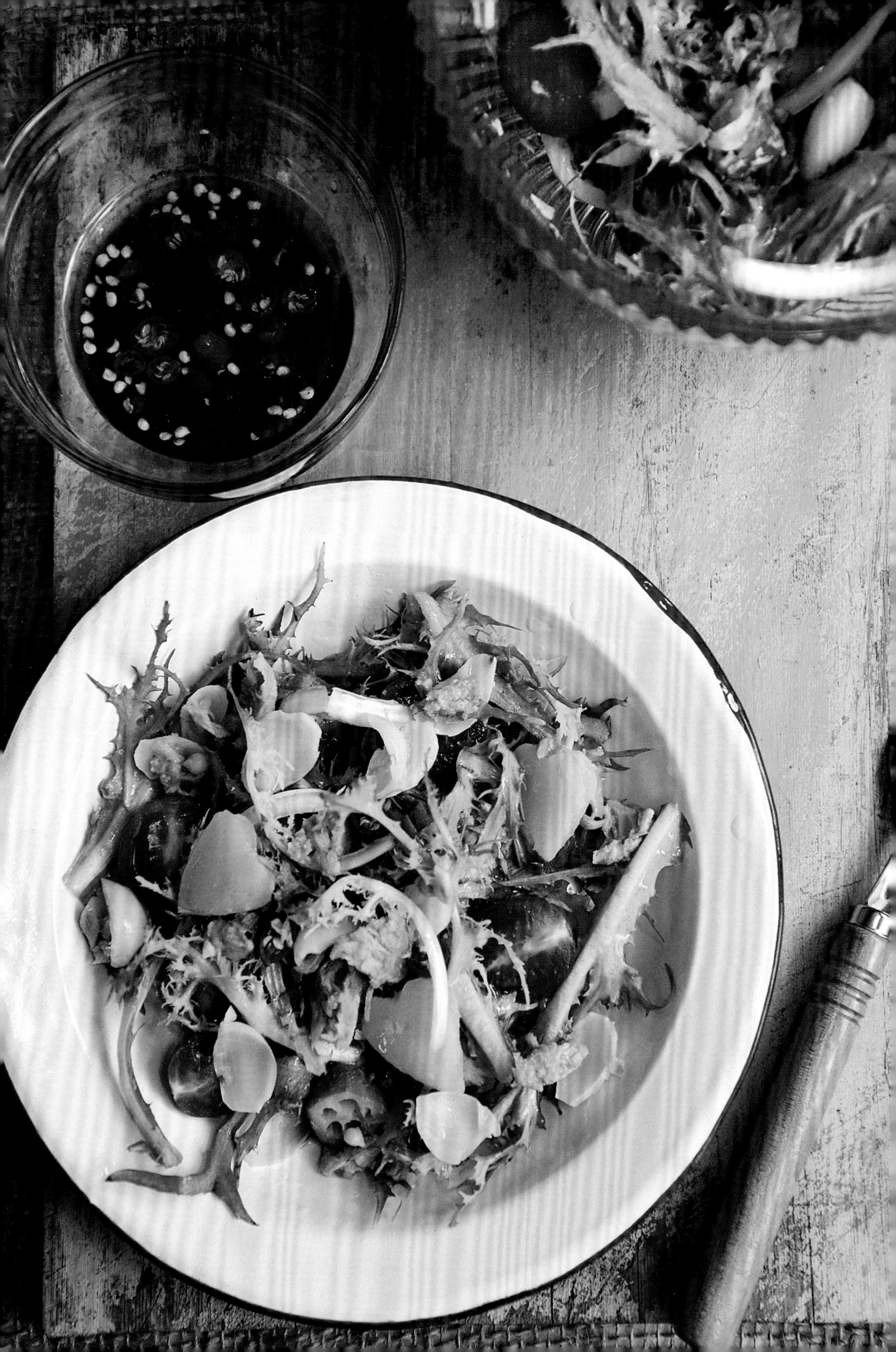

晚餐：彩椒苦苣金枪鱼沙拉+黑麦面包

食材

苦苣 100 克
鲜百合 40 克
金枪鱼 100 克
秋葵 3 个
樱桃番茄 10 颗
黄彩椒 1/2 个
柠檬 1/2 个
小米辣 2 个
橄榄油 1 勺
喼汁 1 勺
果醋 2 勺
生抽 1 勺

做法

1. 将秋葵、苦苣洗净，秋葵切段，百合切掉根部，掰成小瓣洗净；黄彩椒洗净。
2. 小锅中将水烧沸，先放入百合，接着放入秋葵段，烫熟后捞出；黄彩椒烫 30 秒即可。
3. 小米辣切碎备用。苦苣和切好的樱桃番茄放入沙拉碗中。
4. 将烫好的黄彩椒切成爱心形状，与百合、秋葵段一同放入碗中。
5. 加入金枪鱼肉，将所有食材拌匀。
6. 制作开胃沙拉汁：小米辣碎放入碗底，加入橄榄油、喼汁、果醋、生抽拌匀即可。口感清凉爽快，带有小米辣的劲爆口感，香气扑鼻，不管拌什么蔬菜都非常开胃。
7. 将开胃沙拉汁淋入沙拉菜中拌匀食用。

营养贴士

这道健康沙拉非常适合夏季减肥或轻断食的朋友，其中含有两种最适合夏季养心的食材：苦苣和鲜百合。苦苣洗净，直接拌入沙拉菜，也可以单独做糖醋口味的凉拌菜，再把作为淀粉来源的百合略微氽烫后拌入沙拉中。

沙拉的主角是每 100 克中含有 20 克蛋白质的金枪鱼，其 DHA 含量为鱼中之冠，是极佳的健脑食品；其中所含的 EPA、牛磺酸均能有效降低胆固醇含量，预防动脉粥样硬化。对女性来说，多吃金枪鱼还能补充铁和维生素 B_{12}，预防贫血。需要注意的是，减脂期间不能选用油浸和调味重的金枪鱼罐头，只能选低脂、低热量的泉水浸泡金枪鱼。

总热量：243 千卡

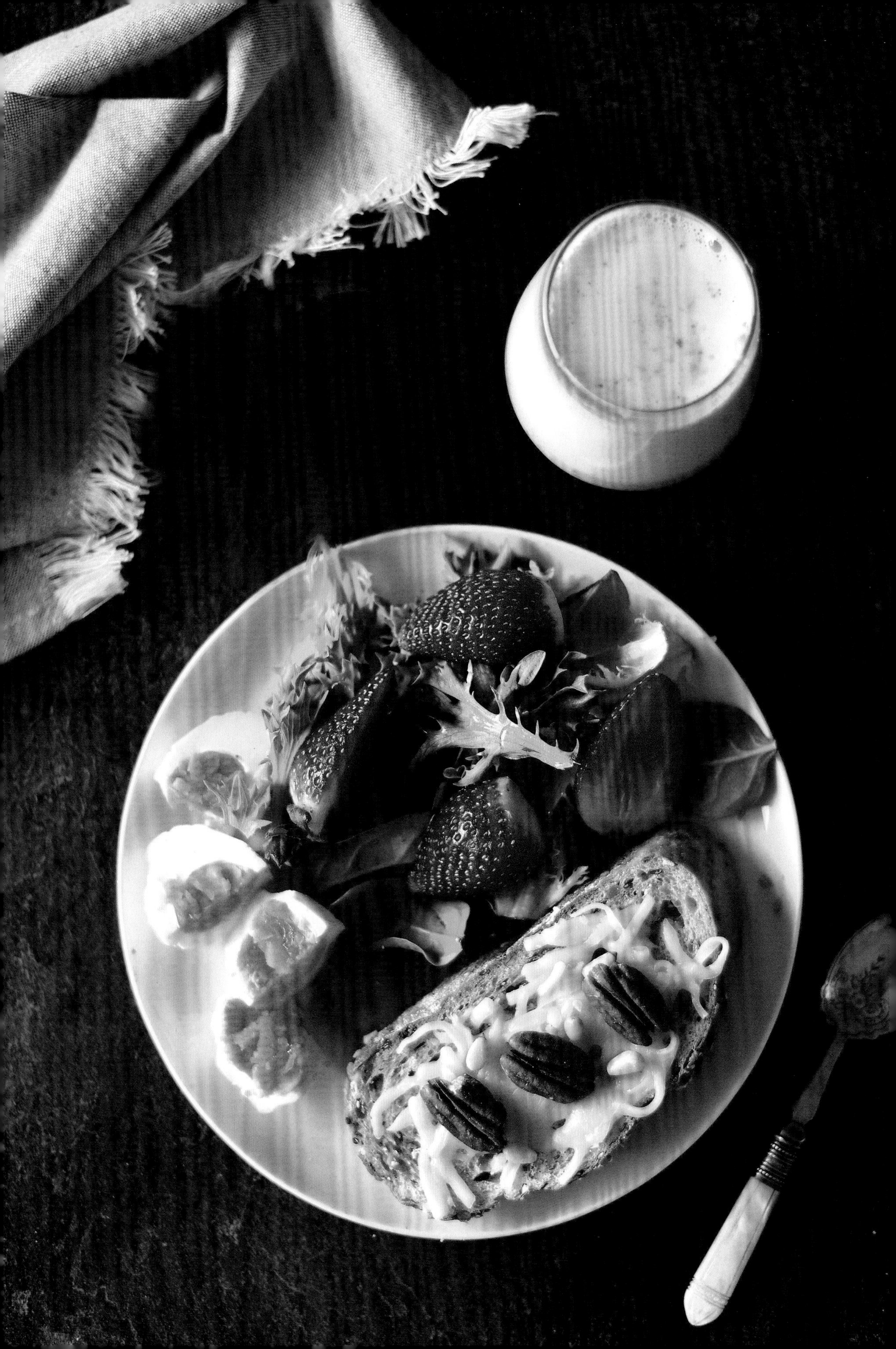

周四早餐：核桃奶酪面包＋鸡蛋草莓沙拉＋无糖豆浆

食材

黑麦麸皮面包 1 片
低脂奶酪 10 克
核桃 3 粒
鸡蛋 1 个
草莓 4 颗
苦苣等沙拉叶 30 克
果醋 1 勺

无糖豆浆

黄豆 60 克
薏米 20 克
小麦胚芽 10 克

做法

1. 在黑麦麸皮面包上撒低脂奶酪、核桃粒，放入微波炉用中火加热 2 分钟。
2. 鸡蛋煮成溏心蛋的状态，剥壳后切成小块。
3. 草莓切半，放在苦苣等沙拉叶上，加果醋拌匀。
4. 黄豆、薏米提前一晚浸泡好，冲洗干净后放入豆浆机，加水至最低水位线，无需添加任何糖，做成无糖豆浆，最后加入小麦胚芽即可饮用。

营养贴士

人体摄入脂肪的来源主要是动物性脂肪和植物性脂肪，动物性脂肪如肥猪肉、腊肠、火腿、肉酱、鸡皮等动物皮、牛腩、鸭肉、鹅肉等都尽量不要碰；而植物性脂肪主要是植物油及油脂类果实，植物油比奶油的脂肪含量还高，虽然橄榄油、茶籽油、葵花籽油对心血管有一定保护作用，但因为热量高，在轻断食期间也要尽量控制。

这道早餐食谱就完全限制了食用油量，为了减少脂肪摄入，还用低脂的奶酪、富含不饱和脂肪酸的核桃仁代替油脂。平时吃饭时要注意少吃各种奶酱、油炸食物及配料中含有奶精的食物，饮食控制得越严格，减重效果就越快速。

总热量：260 千卡

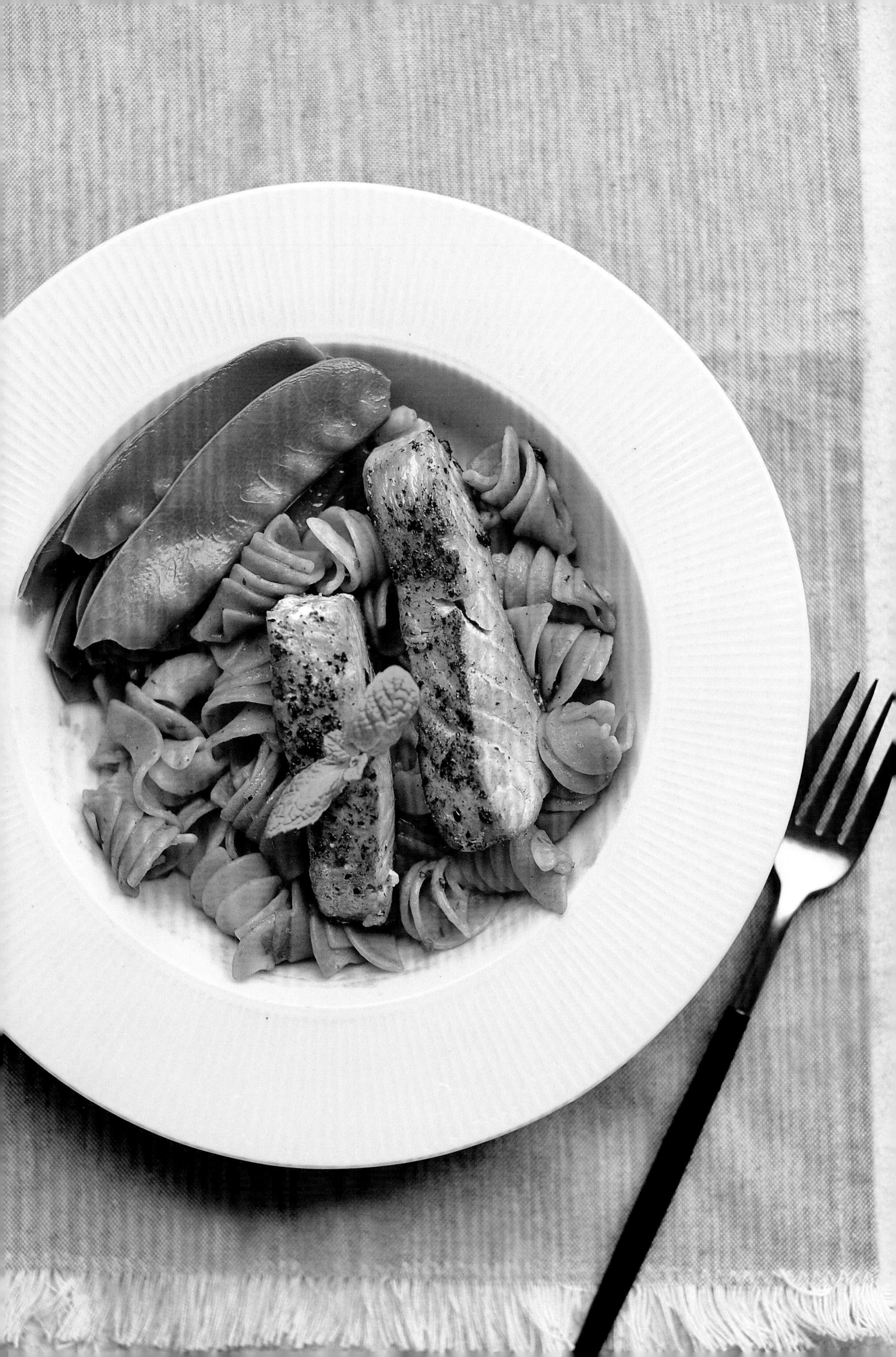

晚餐：茄汁三文鱼螺旋意大利面

食材 三文鱼2块（约100克）
螺旋意大利面30克
荷兰豆40克
蒜末1勺
番茄2个

调料 橄榄油3毫升
牛奶20毫升
海盐、黑胡椒粉各适量
香草适量
盐适量

做法

1. 先将三文鱼洗净，放在厨房纸巾上吸去多余水分，两面撒上海盐、黑胡椒粉，腌制5分钟。
2. 将番茄泡入热水中15秒，去皮后切成碎末。
3. 烧水煮螺旋意大利面，水开后加少许盐煮6分钟左右，煮好后捞出备用。
4. 平底锅烧热，加橄榄油，放入三文鱼，先煎带皮的一面2分钟，再煎反面2分钟后取出。三文鱼煎到八成熟时口感最佳。
5. 锅中余油爆香蒜末，加入番茄末炒成略微带一点颗粒的番茄糊状态。
6. 倒入螺旋意大利面，加入牛奶，撒海盐、黑胡椒粉，翻拌均匀，再开小火煮2分钟，至牛奶和番茄汁均匀裹满螺旋意大利面。
7. 将螺旋意大利面放置深盘中，在侧边加烫熟的荷兰豆，摆上煎熟的三文鱼，装饰一些香草，趁热食用。

营养贴士 螺旋意大利面口感偏硬，需要慢慢咀嚼，可增加饱腹感，有效控制食用量。需要注意的是，轻断食期间食用意大利面，最好不要搭配奶油酱汁或添加大量奶酪，应严格控制脂肪的摄入，选择健康蔬菜搭档，如番茄、西蓝花、菠菜、洋葱、胡萝卜、青豆、羽衣甘蓝等，辅以鸡胸肉、深海鱼类、贝壳类、豆类、菌类，这样一份低脂肪、高膳食纤维且营养丰富的意大利面才是最适合减脂健身群体食用的。

总热量：278千卡